Maria L. Schasteen

Schmerzen

Mit **Duftmedizin** auf sanfte Weise lindern

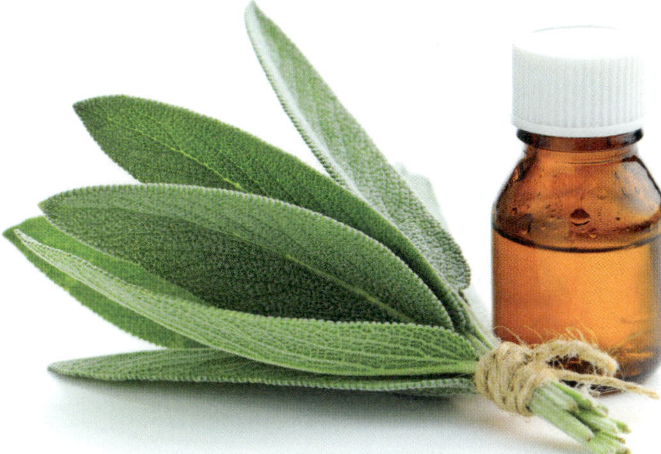

Crotona

Es ist natürlich selbstverständlich, dass bei ernsthaften Erkrankungen ärztliche Hilfe unumgänglich ist. In einem solchen Fall kann eine Selbstbehandlung sogar lebensgefährlich werden. Was hier gesagt und geraten wird, soll also keinesfalls den Arzt oder Heilpraktiker ersetzen, sondern es will vielmehr das Allgemeinwissen erweitern und den Wert natürlicher Heilkräfte fördern, damit man sich bei Bedarf mit einfachen, natürlichen Mitteln selbst helfen kann.
Die Autorin und der Verlag können jedoch keine Haftung für Folgen aus dem richtigen oder unrichtigen Gebrauch der hier dargestellten Methoden und Rezepte übernehmen.

Das Einnehmen von nicht als *Nahrungsergänzung* gekennzeichneten ätherischen Ölen ist in der EU verboten.

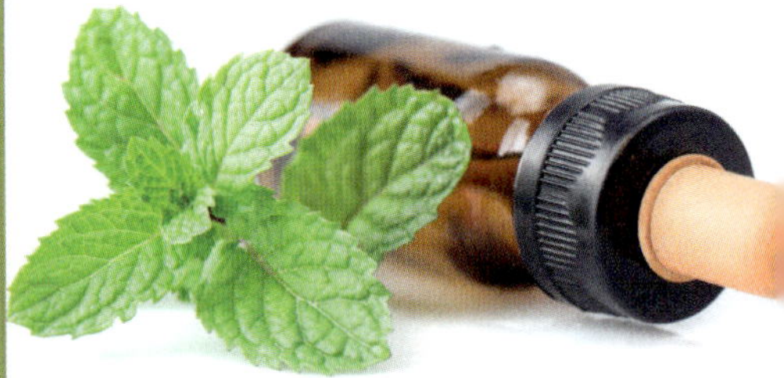

Impressum

ISBN 978-3-86191-226-2
Deutsche Originalausgabe:
2. Auflage 2024

Kammer 11, D-83123 Amerang
www.crotona.de

Fotos: shutterstock.com

Umschlaggestaltung: Annette Wagner
gedruckt bei: REN MEDIEN GmbH,
Filderstadt, Germany

Inhalt

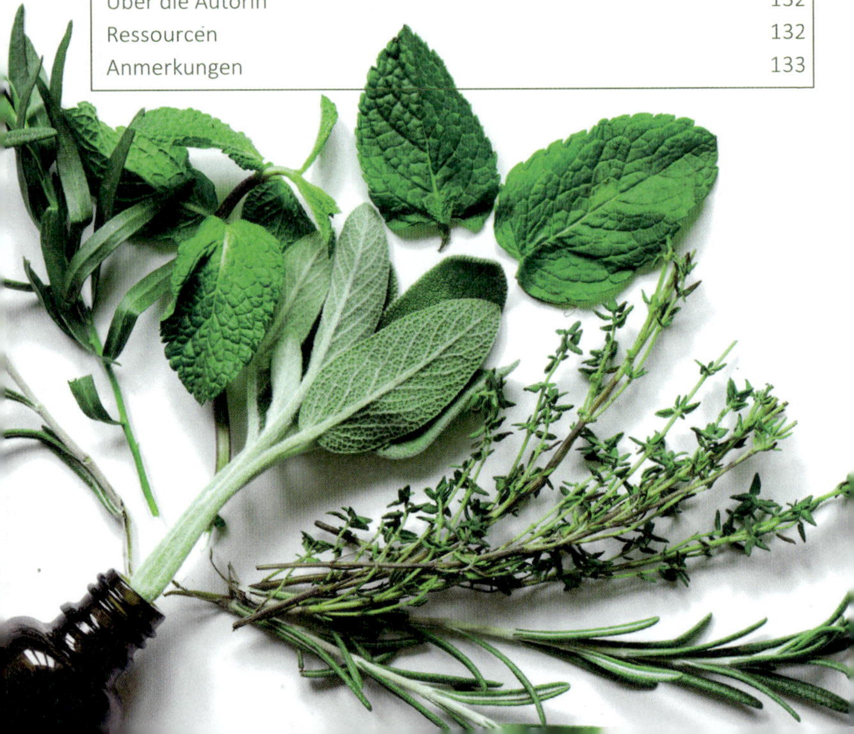

Auch der Schmerz ist die Sprache der Liebe.
Erst klopft er leise an, dann immer stürmischer,
um uns zu warnen, wachzurütteln und zu betteln,
dass wir doch hinhören, etwas ändern mögen.

• • •

Dieser Schmerz-Ratgeber ist Dir gewidmet.
Durch welche Schmerzen Du heute auch gehst,
die Natur hält eine Antwort für Dich bereit!

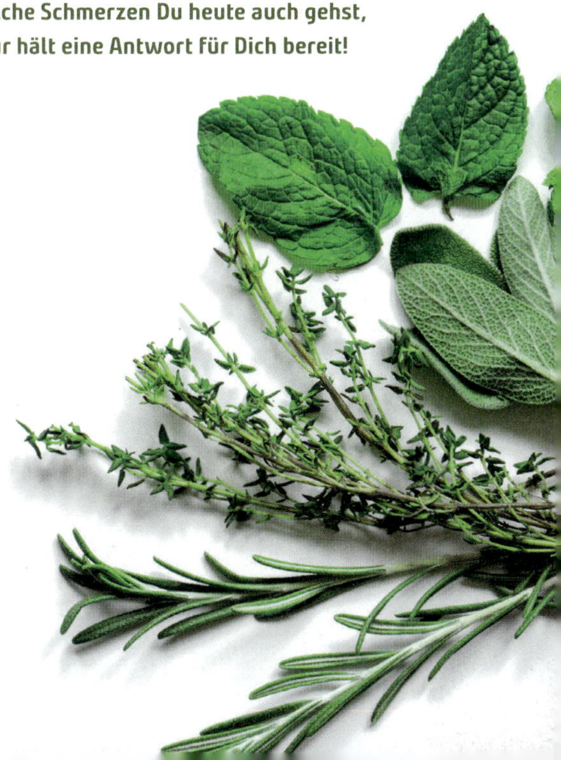

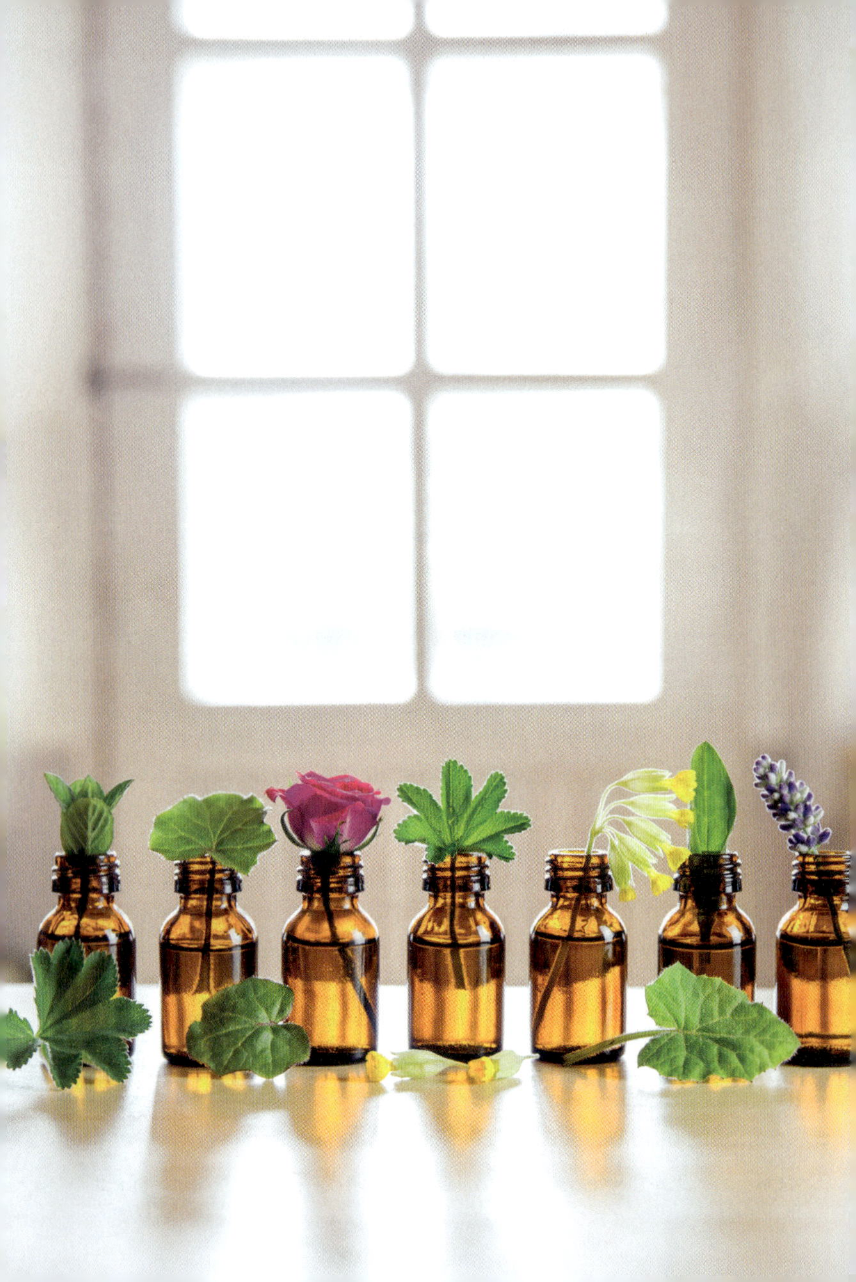

Ätherische Öle, das Geschenk an die leidende Menschheit

Ätherische Öle und unsere Schmerzen

Es gibt immer eine Lösung

Es gibt wohl viele Schmerzen, unter denen wir Menschen leiden können. Das beginnt bereits beim Baby, das weint, wenn es sich einsam und verlassen in einer kalten Welt wiederfindet. Bald fühlt es schmerzhafte Krämpfe im kleinen Bauch, wenn die Nahrung verdaut wird und sich der Darm langsam auf seine Aufgabe einstellt. Die ersten unsicheren Schritte ins Leben, das Stolpern und Hinfallen, das alles schmerzt. Noch oft im Leben wird sich dieser Zyklus des Lernens wiederholen: Wir probieren etwas aus, fallen hin und müssen wieder aufstehen. Wir adoptieren etwa einen neuen Lebensstil, der ungesund ist, oder wir leben in den Tag hinein, ohne die Konsequenzen zu bedenken. Der Schmerz kündigt – erst langsam, dann unmissverständlich – ein Problem an, das gelöst werden will. Es gibt eine Lösung für jedes Problem, selbst das schwerwiegendste. Ätherische Öle stehen bereit.

Schmerzen sind unsere Warnhinweise

Sie wollen uns zeigen, dass etwas in unserem Körper nicht stimmt. Jetzt ist es Zeit hinzuschauen, die Ursache zu erkennen und etwas zu ändern. Was sollen wir ändern? Wir müssen eine Atmosphäre der Heilung für unseren Körper schaffen. Das beginnt meist immer mit einer Ernährungsanalyse, denn bei allen heutigen Zivilisationskrankheiten ist unsere Ernährung hauptverantwortlich für unsere Schmerzen. Aber keine Sorge, du musst nicht auf alle deine Lieblingsspeisen verzichten. Meist genügt schon eine kleine Kursänderung, die dem Körper die essenziellen Nährstoffe, die er zum Leben bedarf, zuführt. Das sind genau die Nährstoffe, die deinem Körper zur Regeneration fehlen und deren Mangel dir Schmerzen bereitet. Davon berichte ich dir.

Die Weisheit der Natur in einem Tropfen Öl

Zu unserem Trost und zu unserer Hilfe hat eine gütige Hand Düfte in Blüten, Blätter, Wurzeln, Nadeln und Harze gelegt, um uns in unserer Stunde des Schmerzes zu helfen. Hinter der Schönheit der Natur und ihrem lieblichen Duft verbirgt sich die Weisheit der Schöpfung, die hunderte, manchmal tausende von Naturstoffen – chemische Bestandteile – in eine einzige Blüte gelegt hat, um einen speziellen Duft und eine heilsame Wirkung zu entfalten. Manche Kräuter sind in ihrer Wirkung mehr entzündungshemmend als andere; oder sie glänzen besonders durch ihre Leistung gegen Bakterien und Viren. Andere wiederum bringen Ruhe und Frieden in die stressvollen Gedanken und gehetzten Gemüter. Wieder andere haben sich auf die Verdauung oder die Blutzirkulation, die Leber oder die Muskeln und Gelenke spezialisiert. Doch alle tragen dazu bei und helfen zusammen, unsere Schmerzen zu lindern.

Ein kostbarer Schatz in deiner Hand

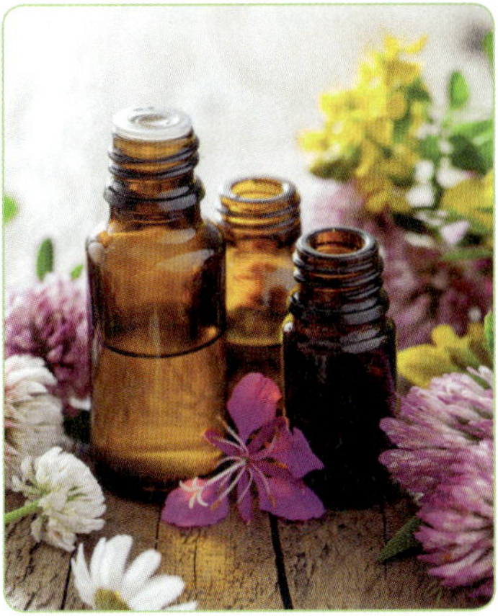

So bergen also unsere heimischen Kräuter, Blumen, Bäume und Sträucher - ganz unscheinbar und unbeachtet - den Schatz der Heilung für alle unsere Schmerzen. Wird das Pflanzenmaterial destilliert, wird die Lebenskraft der Pflanze noch um ein Vielfaches potenziert. Wir erhalten *ätherische Öle*, feinstoffliche Heiler, die bereit sind, unsere Schmerzen zu lindern und das geschädigte Gewebe, das Schmerzen verursacht, zu regenerieren. Sie legen milde und schonend ihre duftenden Kräfte wie eine Daunendecke auf unsere Wunden und fächeln uns in Zeiten der Not frischen Mut zu. Sie hüllen ein trauriges Herz und einen geschundenen Körper behutsam ein, um uns die unsichtbare Liebe zu schenken, in der wir leben und die wir oft mit unseren irdischen Augen nicht sehen können. Das ist ihr Sendungsauftrag, der ihnen von einer höheren Macht überantwortet wurde und für den sie mit liebevoller Hand ausgestattet wurden.

Wenn du die Lebensessenz der Pflanze in einem Fläschchen an deine Nase hältst und daran riechst, bedenke die unendliche Liebe, die seit Anbeginn der Zeiten für dich da ist, um dich gesund zu erhalten und glücklich zu machen. Uralte Zivilisationen kannten das Geheimnis der ätherischen Öle. Sie hüteten die *Urmedizin der Menschheit* wie einen kostbaren Schatz – und heute entdecken wir diese Schätze wieder.

In diesem Praxis-Ratgeber erfährst du:

- **Ursache unserer Schmerzen und Leiden – Warum sind wir hier?**
- **Eine bewährte Abhilfe bei Schmerzen aller Art – Zurück zur Natur!**
- **Wie der Schmerz durch den Körper geleitet wird – Die Schmerzphysiologie**
- **Was du tun solltest, um schmerzfrei zu werden – Die Säulen der Gesundheit**
- **Welche Hilfsmittel du zur Hand hast – Die Hausapotheke der Natur**
- **Rezepte, die den Schmerz beruhigen und die Regeneration unterstützen**

Wie können ätherische Öle Schmerzen lindern?

Schmerz, das Signal für eine beginnende Reparatur

Wir werden später ausführlich auf die Schmerzphysiologie, die Deutung und das Verständnis von Schmerz eingehen. Aber um den Grund zu verstehen, warum wir gerade ätherische Öle bei Schmerzzuständen verwenden wollen, ist es notwendig, einen raschen Blick in die Zelle zu werfen: Was führt einen Schmerz herbei, und was kann einen Schmerz lindern? Das klingt jetzt ein wenig technisch, ist aber zum Verständnis, warum ätherische Öle bei Schmerzen helfen sollen, für dich wichtig zu wissen. Kurz gesagt: Jeder Schmerz ist von einer Entzündung begleitet. Ätherische Öle reduzieren die Entzündung, um die beschädigten Gewebezellen zu reparieren.

Nozizeptoren – die Schmerzleiter

Die Nozizeptoren (von lat. *nocere*, „schaden“) sind verantwortlich für die Aufnahme, Weiterleitung und Verarbeitung von Schmerzreizen im Nervensystem. Sie liegen als freie Nervenendigungen in der Dermis und reagieren auf thermische Reize wie Hitze oder Kälte, mechanische Reize wie starker Druck, Schnitt oder Riss und chemische Reize.

Von den Nozizeptoren geht der Schmerz aus.

Die entzündungsfördernde Arachidonsäure

Die Verletzung des Gewebes bewirkt die Freisetzung der Arachidonsäure, einer ungesättigten Fettsäure aus der Gruppe der entzündungsfördernden Omega-6-Fettsäuren. Ein Enzym (Cyclooxygenase) wandelt die aus den Zellmembranen der geschädigten Zellen freigesetzte Arachidonsäure in Prostaglandin E_2 um.

Die Nozizeptoren werden erst durch Prostaglandin E_2 aktiviert.

Nun muss der Körper entscheiden, wie er mit dieser Entzündungsquelle im Körper verfährt. Er hat nur zwei Möglichkeiten:

1. Startet er nun eine Überreaktion (was bei den meisten Menschen der Fall ist; das Immunsystem arbeitet unkontrolliert, Schmerzen lähmen uns)?
2. Oder startet er das Endocannabinoid-System, das mit seinen Cannabinoid-Rezeptoren die Signalwege der Zellen beeinflusst und schmerzhaften Entzündungen entgegenwirkt?

Das entzündungshemmende Endocannabinoid-System

- Das endogene Cannabinoid-System – endogene Prozesse hängen nicht von äußeren Einflüssen ab, sondern laufen im Körper ab – ist ein wesentlicher Teil unseres Nervensystems.
- Die Cannabinoid-Rezeptoren, die sich an der Oberfläche der Zellen befinden, übermitteln Informationen über den

Zustand des Körpers und beeinflussen die verschiedenen Signalwege in den Zellen.

- Endocannabinoide aktivieren die Cannabinoid-Rezeptoren. Endocannabinoide sind Neurotransmitter, die nicht in den Nervenzellen gespeichert, sondern immer erst im Bedarfsfall hergestellt werden und die Hirnregion aktivieren sowie das Immunsystem modulieren.

Funktioniert das Endocannabinoid-System ordnungsgemäß, begrenzen die Endocannabinoide die Entzündungssignale im Immunsystem. Kommt es hingegen zu einem Mangel an Endocannabinoiden, kann dies ursächlich für Migräne, Fibromyalgie oder dem Reizdarmsyndrom und anderen Krankheiten sein.[1] Jetzt kommen die ätherischen Öle ins Spiel.

Ätherische Öle regen die Wachstumsfaktoren an

Ätherische Öle, die für ein Gleichgewicht aller Organfunktionen im Körper sorgen, sind die idealen Mediatoren. Sie unterstützen die Cannabinoid-Rezeptoren, bringen entzündungshemmende Botenstoffe heran, gleichen Stress und Überlastung aus und aktivieren die körpereigenen Endorphine, um Schmerzleitungen zu entlasten und Schmerzempfindungen zu reduzieren.

Mithilfe ätherischer Öle wollen wir also von der Entzündungsebene auf die entzündungssenkende Endocannabinoid-Schiene überwechseln.

Um die richtigen ätherischen Öle zur Behandlung auszuwählen, sollten wir nun – gemäß der Beschädigung des Zellgewebes – die verschiedenen Wachstumsfaktoren berücksichtigen, die zur Regeneration angeregt werden sollen. Wachstumsfaktoren sind größtenteils körpereigene Peptide (Eiweiße), die als Botenstoffe dienen und das Wachstum der Zelle biochemisch regulieren. Sie dienen der Aktivierung und Beschleunigung von Gewebsheilungsprozessen im Körper, die wir mithilfe ätherischer Öle anregen wollen.

Jetzt müssen wir nur noch das *geeignete* ätherische Öl für die entsprechenden Wachstumsfaktoren auswählen, um den Zellen zu Hilfe zu kommen. Bestimmte Öle sprechen mehr auf die Nervenwachstumsfaktoren an – etwa die Immortelle. Andere Öle sind auf die Wundheilungsfaktoren spezialisiert – etwa der Lavendel. Für jeden Schmerz ist „ein Kraut gewachsen".

Der gezielte Einsatz spezieller ätherischer Öle regt die Wachstumsfaktoren zur Regeneration an.

Ätherische Öle und ihre besonderen Aufgaben

Ätherische Öle leiten den Heilungsprozess ein

Zuerst gehen diese feinstofflichen Ölmoleküle ungehindert in den Körper, direkt zum Ort des Geschehens, der ihre Aufmerksamkeit und Hilfe braucht. Hast du dich etwa verletzt, sind ätherische Öle deine besten Ersthelfer. Tropfe Lavendelöl (ausschließlich *Lavandula angustifolia*) auf die blutende Wunde. Das Öl geht sogleich an die Arbeit, um die Wunde zu reinigen und den Heilungsprozess einzuleiten. Ätherische Öle aktivieren auch Hormone im Körper und regen die Enzymproduktion an.

Ätherische Öle gehen direkt ins Gehirn

Ätherische Öle können sogar die Blut-Hirn-Schranke passieren. Sie liefern Sauerstoff zum Gehirn und können die Reaktion der Schmerzreize, die im Gehirn gelesen und beantwortet werden, unterstützen und dadurch Schmerzen mildern. Sie schaffen die nötigen Nährstoffe heran oder machen Schadstoffe unschädlich, indem sie diese umwandeln oder abtransportieren. So kann ein Tropfen Zitronenöl im Körper sich etwa an freie Radikale binden und sie in Vitamin A umwandeln.

Ätherische Öle sind geniale Elektronenspender

Da alle Lebensvorgänge Sauerstoff benötigen, der Sauerstoff aber ungesättigt ist und zur Sättigung nach freien Elektronen sucht, sind ätherische Öle besonders hilfreich. Sie liefern den Sauerstoffradikalen nämlich eine große Menge an freien Elektronen. „Radikale“ heißen sie deshalb, weil sie Elektronen, wenn sie diese nicht freiwillig bekommen, wahllos aus unserem gesunden Gewebe herausreißen. Schmerz setzt ein. Schmerz ist ein Hilferuf des Körpers nach freien Elektronen, um die Sauerstoffmoleküle, dieses „Raubtier“, zu sättigen.

Frisches Gemüse (das wir meist nicht konsumieren) ist ein natürlicher Elektronenspender. Doch erst hochkonzentrierte ätherische Öle liefern den Zellen eine Überfülle an Elektronen. Wenn wir daher mit ätherischen Ölen arbeiten, sie tief einatmen, täglich großzügig auf unsere Fußsohlen auftragen und dem Essen zufügen, versorgen wir unseren Körper mit den lebensnotwendigen freien Elektronen, die uns gegen Krankheit und Alterung schützen.

Ätherische Öle arbeiten an den Schaltstellen der Gene

Du bist der Schöpfer deines Glücks! Ätherische Öle arbeiten direkt im Zellkern an unseren Genen, um unsere Lebenspläne und Erwartungen zu manifestieren, die wir in unseren Gedanken und Gefühlen hegen, indem sie die Schalter der Gene ein- oder ausschalten – *Glück ein, Schmerz aus*. Das heißt, alles, was wir denken und fühlen, wird als künftige Erfahrung auf dem Genom programmiert – positive wie negative Vorahnungen, Überzeugungen, Wünsche, Leidenschaften. Das ist doch eigentlich nur gerecht. Was die meisten von uns aber nicht wissen, ist die Tatsache, dass duftende ätherische Öle in überreichem Maße die Schalter der Gene bedienen, Schalter der Gene *sind*! Wir selbst sind für die Programmierung verantwortlich.

Sollten wir heute Schmerzen leiden, fragen wir uns also, mit welchen Gedanken und Gefühlen wir diesen Umstand in unser Leben gebracht haben. Oft müssen wir nicht lange suchen: Wir haben das Liebste verloren und sind untröstlich – es bricht uns das Herz. Eine traumatische Erfahrung, eine unerwartete Nachricht trifft uns unvorbereitet wie ein Blitz aus heiterem Himmel?

Jetzt drehen sich unsere Gedanken unaufhörlich wie ein Karussell im Kreis um das Erlebte und schüren Angst und

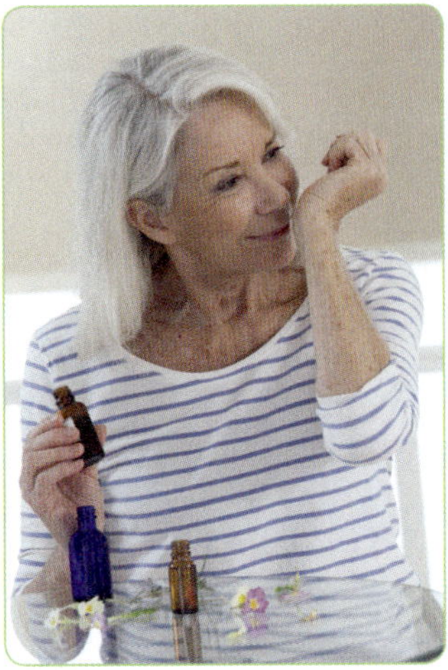

Ohnmacht. Der Atem stockt, die Blutgefäße ziehen sich zusammen, das Herz rast, der Magen verkrampft sich, die Abläufe im Körper kommen ins Stocken. Jeder Schmerz hat seine ureigene Geschichte und einen Hintergrund, der oft tief in uns verborgen ist, manchmal aber augenscheinlich auf der Hand liegt.

Nimm ein ätherisches Öl und rieche daran. Du wirst bald mit Erstaunen feststellen, dass sich dein Herz beruhigt; du findest, dass die ganze Sache gar nicht so schlimm ist, wie sie aussieht. Es gibt für medizinische Diagnosen immer noch eine zweite Expertenmeinung; Probleme sind dazu da, um gelöst zu werden; und Schmerzen, die uns oft jahrelang geplagt haben, manchmal sogar augenblicklich und für immer verschwinden können.

Keiner mahnt uns so gewissenhaft,
für unser Wohl zu sorgen,
wie der Schmerz.
Emanuel Wertheimer

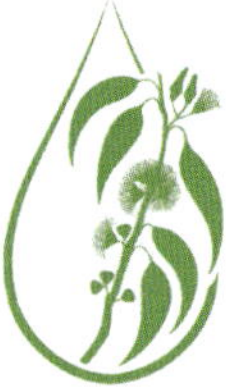

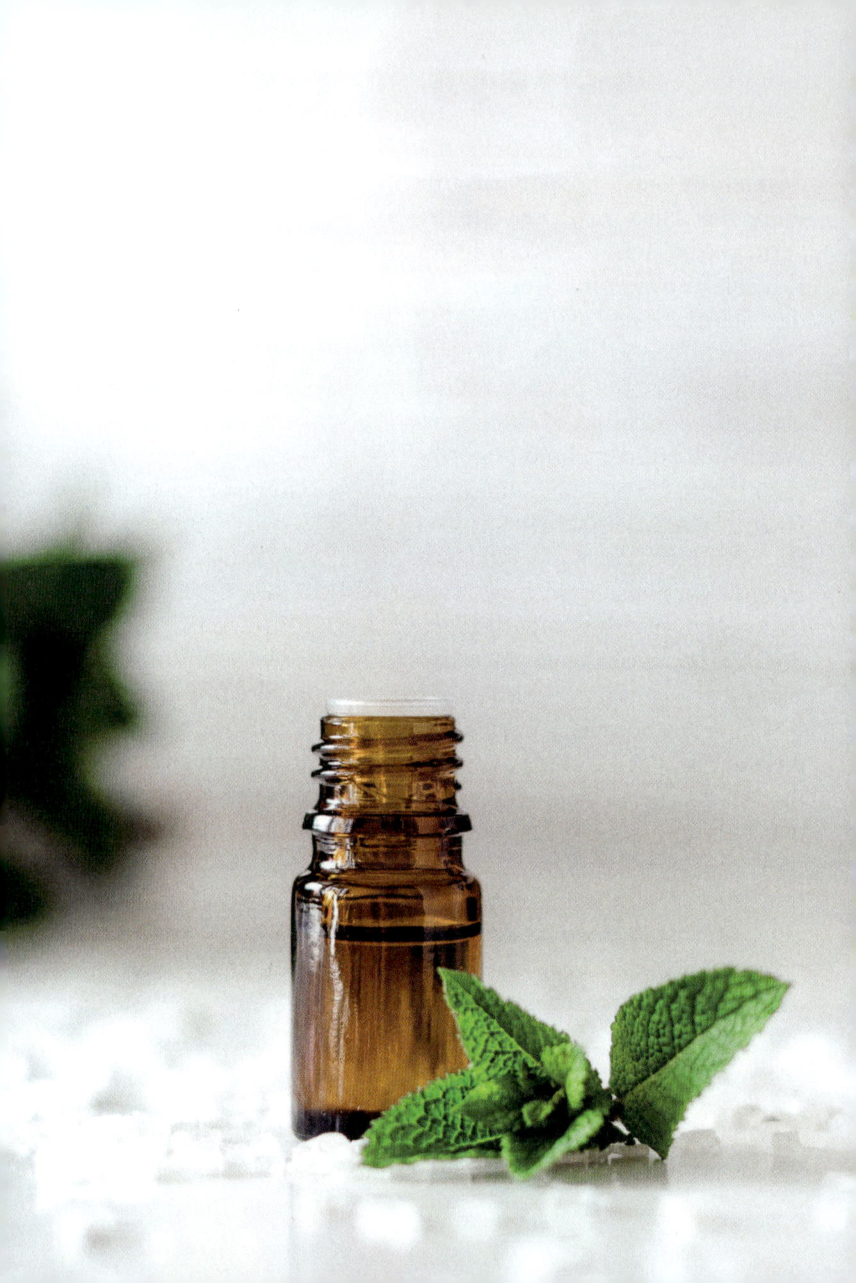

Ätherische Öle – die Schmerzspezialisten

Wenn der Schmerz auf ätherische Öle trifft

Ein Mangel an essenziellen Nährstoffen bedeutet Schmerz

Ätherische Öle sind bei allen Vorgängen im Körper beteiligt. Jeder Mensch nimmt ätherische Öle zu sich, wenn er Gemüse und Obst isst, denn alles was duftet und gut schmeckt, erhält seinen Duft und Geschmack von ätherischen Ölen. Daher heißt es immer: *Viel Gemüse essen!* Hast *DU* heute schon fleißig Gemüse gegessen?

Wenn wir den vielen hungrigen Körperzellen die essenziellen Nährstoffe nicht zuführen, die sie zum Leben brauchen, leiden sie Not, oft lebensbedrohliche Not. Wir spüren die Mangelerscheinungen und verursachten Schäden als Schmerz und frühzeitiges Altern. Natürlich wollen die ätherischen Öle helfen, aber wie können sie helfen, wenn die Zellen „vor vollen Schüsseln" den Hungertod sterben? Oft sprechen sie uns Mut zu, um uns daran zu erinnern, erst einmal Verantwortung für unser Essverhalten zu übernehmen.

Die „Schwingungslehre"

Ätherische Öle scheinen zu wissen, was uns bewegt, wo der Schuh drückt, wo der Schmerz sitzt; denn sie arbeiten auf der feinstofflichen Ebene. So wie eine Mutter intuitiv weiß, wie es ihrem kleinen Kind geht und was es braucht, so feinfühlig reagieren ätherische Öle auf unsere verworrenen Gedankenspiralen, verkrampften Gefühlsregungen und körperlichen Schmerzzustände. Sie sind bereit und dazu einzigartig befähigt, unsere Schwingungen, die aus der Balance geworfen wurden, zu harmonisieren.

Was hat *Duftmedizin* mit Schmerzen zu tun?

Die Antwort liegt in der Jahrmillionen alten Lebensweisheit, die verborgen in der Natur still darauf wartet, wiederentdeckt zu werden. Die Natur besteht aus einer Symphonie von chemischen Bestandteilen, die den Pflanzen Duft und ihre besonderen Wirkungsweisen verleihen. Der Mensch hat diese Information in jeder seiner Zellen gespeichert, denn er nimmt sie seit jeher durch die Nahrung auf. Er ist an sie gewöhnt. Er hängt für sein Überleben von der Pflanzenwelt ab. Daher verschmilzt die Chemie der ätherische Öle mit der des Menschen auf harmonische Weise, damit dieser gestärkt, genährt und beglückt aus dieser Verbindung hervorgeht. Dem Naturgesetz folgend, lebt der Mensch von der Natur. Deshalb können reine, naturbelassene ätherische Öle uns unterstützen und unsere Schmerzen lindern (während chemische Mittel aus dem Labor krankmachende Nebenwirkungen haben).

Die Chemie des ätherischen Öls, seine natürliche chemische Zusammensetzung von oft hunderten Einzelwirkstoffen entscheidet über die besondere Wirkung eines Öls. Basilikum zum Beispiel, das reich an Linalool oder Fenchol ist, wird vorwiegend für seine antiseptische Wirkung genutzt, während das Basilikum mit einem hohen Methyl-Chavicol-Anteil mehr entzündungshemmend wirkt. Das Basilikum wiederum, das reich an Eugenol ist, deckt beides ab. Es ist zugleich entzündungshemmend und antiseptisch in seiner therapeutischen Wirkung.[2]

Diese Unterschiede hängen vom Klima, der Bodenbeschaffenheit und Höhenlage sowie der Ernte und Destillation ab. Es ist das Ziel bei der Destillation eines hochwirksamen ätherischen Öls, so viele feinstoffliche Bestandteile der lebenden Pflanze wie nur möglich im fertigen Öl zu bewahren. Daher verwenden wir für unsere Zwecke, nämlich um Schmerzen zu lindern, nur die hochwertigsten ätherischen Öle. Ein minderwertiges Öl bringt keinen Erfolg.

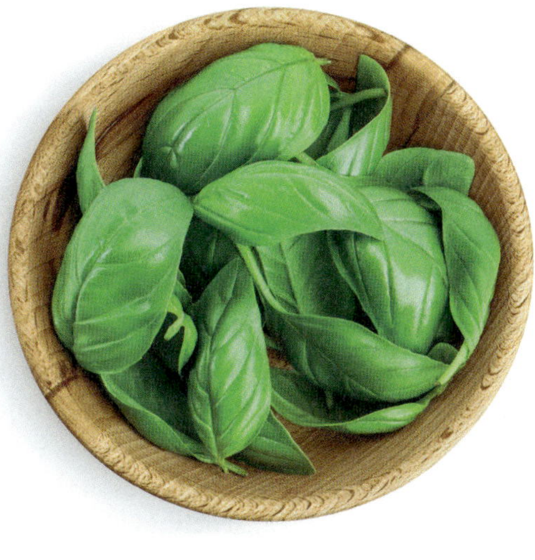

Schmerzlindernde ätherische Öle

Schmerzlindernde ätherische Öle sollten in keiner Hausapotheke fehlen. In dem Buch *Essential Oils Integrative Medical Guide* werden einige beliebte natürliche Schmerzmittel so beschrieben:

Wintergrün, das natürliche Cortison

- Wintergrün (und Birke), mit dem Hauptbestandteil Methylsalicylat, ähnelt der in Aspirin verwendeten Salicylsäure. Das Wintergrünöl enthält einen Wirkstoff ähnlich dem Cortison, der bei Knochen-, Muskel- und Gelenkbeschwerden von Vorteil ist.
- Es wird vorwiegend bei Arthritis, Rheuma, Entzündungen, Muskelschmerzen, Sehnenentzündung, Bluthochdruck und Krämpfen verwendet.

Anwendung: Man trägt das Öl 50:50 verdünnt mit reinem Pflanzenöl auf die Schmerzstelle und die Fußsohlen auf.

- Für ein schmerzstillendes Bad gibt man 3-5 Tropfen in etwas Bade- oder Duschgel und fügt es dem Badewasser zu.
- **ACHTUNG: NICHT ZU VERWENDEN für Epileptiker.**

HINWEIS: Ein Großteil des heute verkauften Wintergrünöls, das im Labor aus synthetischem Methylsalicylat hergestellt wird, entspricht nicht dem natürlichen Wintergrünöl und ist aus Gesundheitsgründen für Mensch und Tier zu meiden.

Begleitöle: Basilikum, Geranie, Römische Kamille, Lavendel, Majoran, Pfefferminze, Wacholder, Zitronengras, Zypresse

Römische Kamille zur Beruhigung von Schmerzen

- Dieses lieblich duftende Öl wirkt beruhigend bei Verspannungen, ist krampflösend, entzündungshemmend, antiparasitär und regt die Hautregeneration an.
- Traditionelle Anwendungen: Für die Haut, zur Beruhigung weinender Kinder, bei Ohrenschmerzen, Fieber, Magenschmerzen und Verdauungsstörungen sowie zur Linderung von Zahnschmerzen.

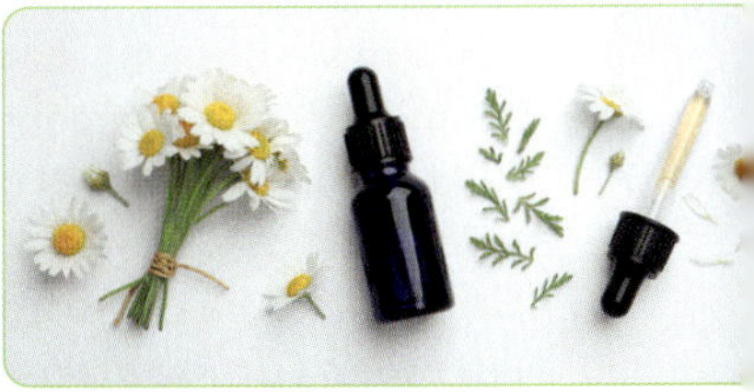

- Es unterstützt bei Allergien, Blutergüssen, Depressionen, Schlaflosigkeit, Muskelverspannungen und wird zur Beruhigung und Förderung der Nervengesundheit, bei Reizbarkeit und Nervosität gerne verwendet.

Anwendung: Vernebeln (Aroma-Diffuser); äußerlich unverdünnt auf die Fußknöchel oder auf die Schmerzstelle auftragen und einmassieren.

- Als Nahrungsergänzungsmittel dem Essen oder Getränk beifügen.

Das Kamillenöl gehört zu den schonendsten Ölen, die in der Aromatherapie verwendet werden, und ist für Kinder geeignet.

Begleitöle: Geranie, Lavendel, Muskatellersalbei, Rose

Ingwer – Schmerzen im Verdauungstrakt

- Ingwer ist ein Verdauungstonikum, lindert Krämpfe, Magenschmerzen, Verstopfung und allgemeine Verdauungsstörungen und ist schleimlösend.

Anwendung: Vernebeln (Aroma-Diffuser); äußerlich auf die Schmerzstelle auftragen; als Nahrungsergänzung zu sich nehmen.

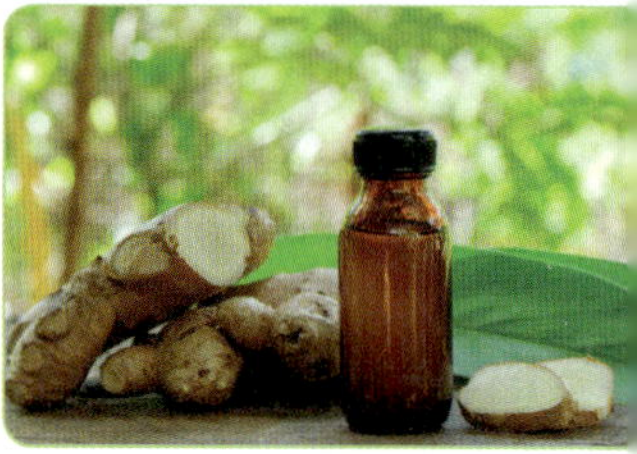

Begleitöle: Alle Gewürzöle, alle Zitrusöle, *Eucalyptus radiata*, Geranie, Grüne Minze, Myrte, Rosmarin, Weihrauch

Jasmin für Schmerzen bei der Monatsregel

- Jasmin und Geranie beruhigen Menstruationsschmerzen.
- Auch Koriander unterstützt bei der Regulierung und Schmerzkontrolle der Monatsregel.
  Anwendung: Jasmin unverdünnt und Koriander 50:50 verdünnt auf den Bauch auftragen und einmassieren; eine warme Kompresse auflegen.

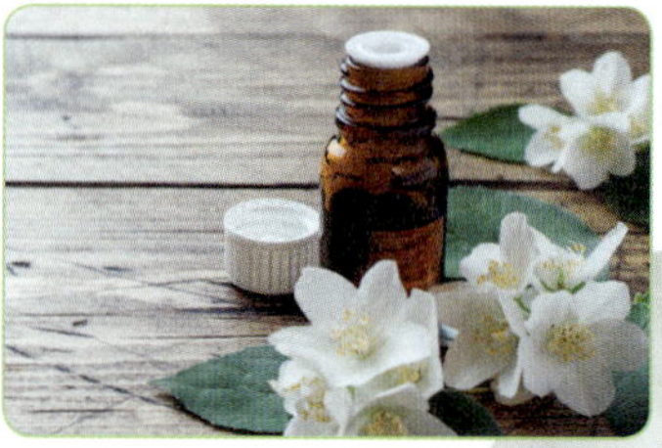

Begleitöle: Fenchel, Majoran, Muskatellersalbei, Salbei (hormonmodulierende Öle)

Geranie bei Hautproblemen

- Die Geranie wirkt krampflösend, entzündungshemmend, adstringierend und blutstillend.
- Sie wird bei Hauterkrankungen (Dermatitis, Ekzem) verwendet sowie bei Herpes und Blutungen.
- Sie verbessert die Durchblutung.
- Bei Neuralgie wirkt Geranie regenerierend für Gewebe und Nerven.

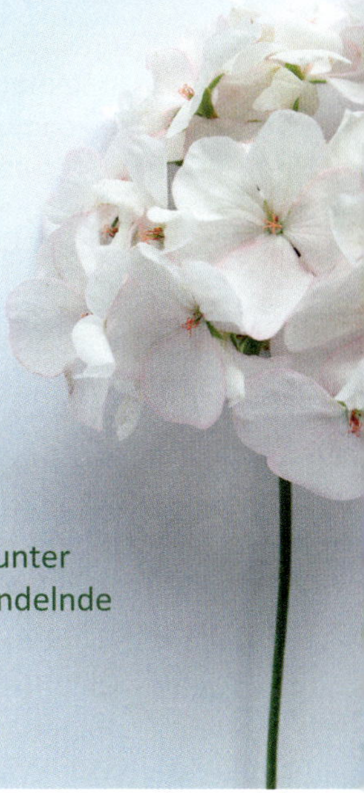

Anwendung: Sie wird 50:50 verdünnt und unter dem Arm wie ein Deo oder auf die zu behandelnde Stelle aufgetragen.

Begleitöle: Lavendel, Immortelle, Zistrose

Gewürznelke und ihre schmerzstillende Wirkung

- Die Gewürznelke ist bekannt für ihre antimikrobielle, antiseptische und schmerzstillende Wirkung.
- Eugenol, der Hauptbestandteil der Gewürznelke, wurde in der Zahnheilkunde zur Betäubung des Zahnfleisches verwendet.
- Eine Lösung von 0,05% Eugenol aus Nelkenöl war ausreichend, um Tuberkulose-Bakterien abzutöten.[3]
- Gewürznelke findet u.a. bei Infektionskrankheiten, Darmparasiten, Tuberkulose, Infektionen der Atemwege, Schmerzen, Zahnschmerzen und infizierten Wunden Anwendung.

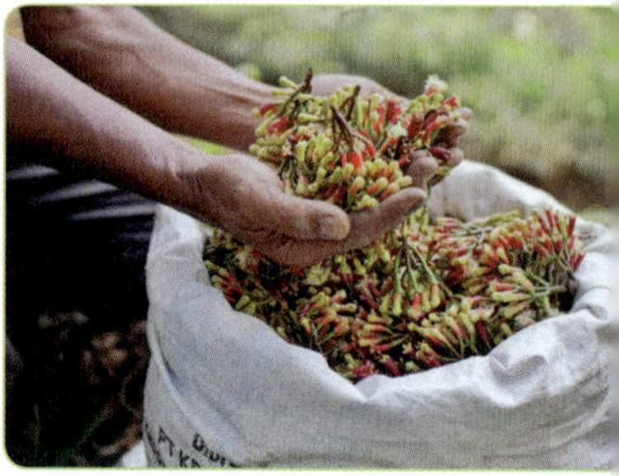

- Dr. Jean Valnet stellte fest, dass Nelkenöl ansteckende Krankheiten verhindern kann und bei Arthritis, Bronchitis, Cholera, Blasenentzündung, Zahninfektion, Durchfall, Tuberkulose, Akne, Müdigkeit, Kopfschmerzen, Neuritis, Dermatitis, Rheuma, Sinusitis, Hautkrebs und chronischen Erkrankungen Anwendung findet.

Anwendung: Vernebeln mittels eines Aroma-Diffusers; äußerliche Anwendung: 20:80 verdünnen (d.h. ein Teil ätherisches Öl zu vier Teilen reinem Pflanzenöl wie Olivenöl), auf die Schmerzstelle auftragen; als Nahrungsergänzung ein bis zwei Tropfen in Flüssigkeit trinken. Für die Mundhygiene direkt auf das Zahnfleisch reiben; zur Raucherentwöhnung einen Tropfen auf die Zunge geben.

- **HINWEIS:** Mittels Hauttest auf Empfindlichkeit prüfen. Das Nelkenöl ist ein starkes Öl. (Siehe *Sichere Anwendung ätherischer Öle* im Anhang).
- **VORSICHT:** Nelkenöl wirkt blutverdünnend und sollte bei einem verschreibungspflichtigen Blutverdünnungsmittel wie Warfarin™ oder Cumarin™ nicht eingenommen werden.

Begleitöle: Basilikum, Bergamotte, Grapefruit, Lavendel, Muskatellersalbei, Muskatnuss, Orange, Pfefferminze, Rose, Rosmarin, Ylang Ylang, Zimtrinde, Zitrone

Zypresse zur Unterstützung der Nerven

- Das Zypressenöl verbessert die Durchblutung, unterstützt Nerven und Darm.
- Es wird bei Arthritis, Bronchitis, Krämpfen, Wechseljahrbeschwerden, Menstruationsbeschwerden, Rheuma, Lungeninfektionen und Tuberkulose sowie bei Venenleiden angewendet.

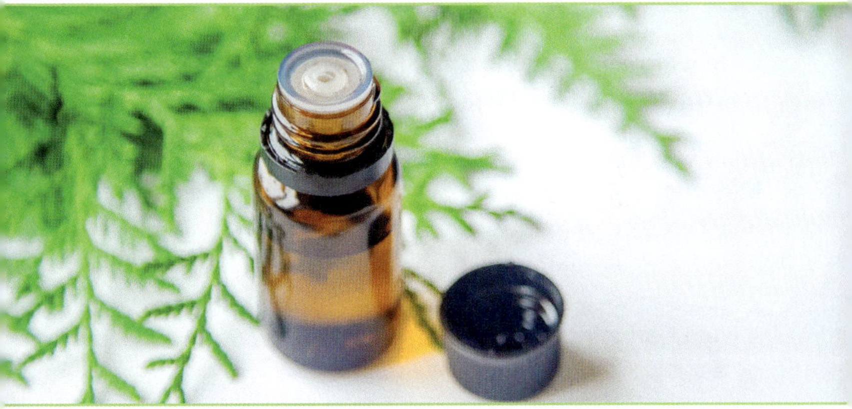

Anwendung: Inhalation mittels eines Aroma-Diffusers; äußerliche Anwendung: in 50:50 Verdünnung auf die Schmerzstelle und/oder die Fußsohlen auftragen; tief einatmen.

Begleitöle: Bergamotte, Immortelle, Lavendel, Muskatellersalbei, Orange, Sandelholz, Wacholder, Zitrone

Balsamtanne und Arthritisschmerzen

- Das Balsamtannenöl wirkt zutiefst beruhigend.
- Es lindert Schmerzen bei Arthritis und Schleimbeutelentzündung.

Anwendung: 50:50 mit reinem Pflanzenöl vermischen und 2-4 Tropfen auf die Schmerzstelle und/oder die Fußsohlen auftragen.

Begleitöle: Majoran, Muskatnuss, Nelke, Oregano, Pfefferminze, Wintergrün, Zypresse

Kümmel bei Kopfschmerzen

- Kümmel wird bei Kopfschmerzen und Migräne, zur Unterstützung des Immunsystems sowie zur Wund- und Narbenheilung angewandt.

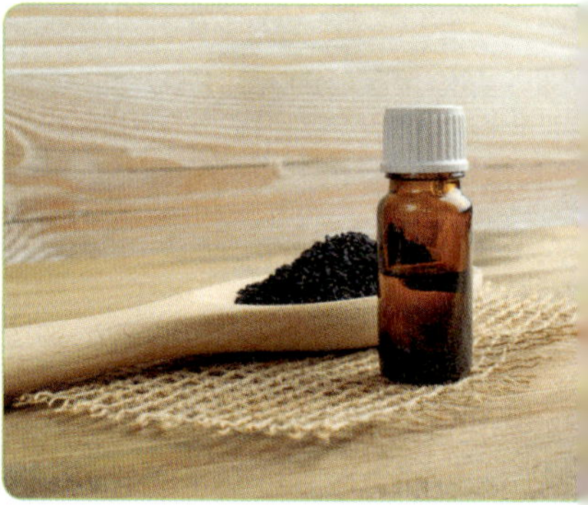

Anwendung: 50:50 verdünnt auf Stirn, Schläfen und Nacken sowie auf die Fußsohlen auftragen und einmassieren.

Begleitöle: Jasmin, Myrrhe, Patschuli, Rose, Sandelholz, Weihrauch, Ylang Ylang, Zimt

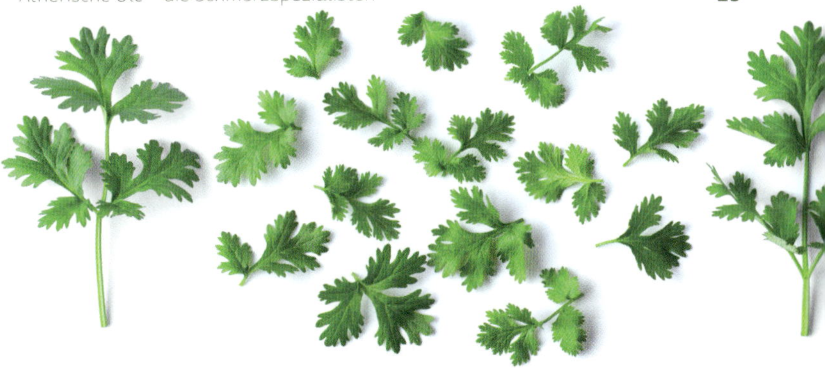

Koriander bei Muskel- und Nervenschmerzen

- Koriander kann bei Kopfschmerzen, Muskelschmerzen und Neuralgien unterstützend wirken.
- Aufgrund seines Östrogengehalts kann Koriander die mit der Menstruation verbundenen Schmerzen regulieren und kontrollieren.

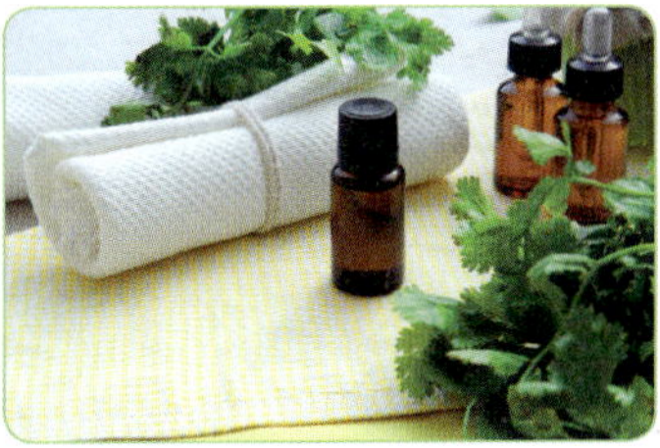

Anwendung: 50:50 mit reinem Pflanzenöl verdünnen und jeweils 2-4 Tropfen auf die Schmerzstelle auftragen und einreiben.

Begleitöle: Bergamotte, Citronella, Ingwer, Jasmin, Kiefer, Muskatellersalbei, Neroli, Petitgrain, Sandelholz, Zimt, Zypresse

Die Weisheit der Natur ist angewandte Wissenschaft.

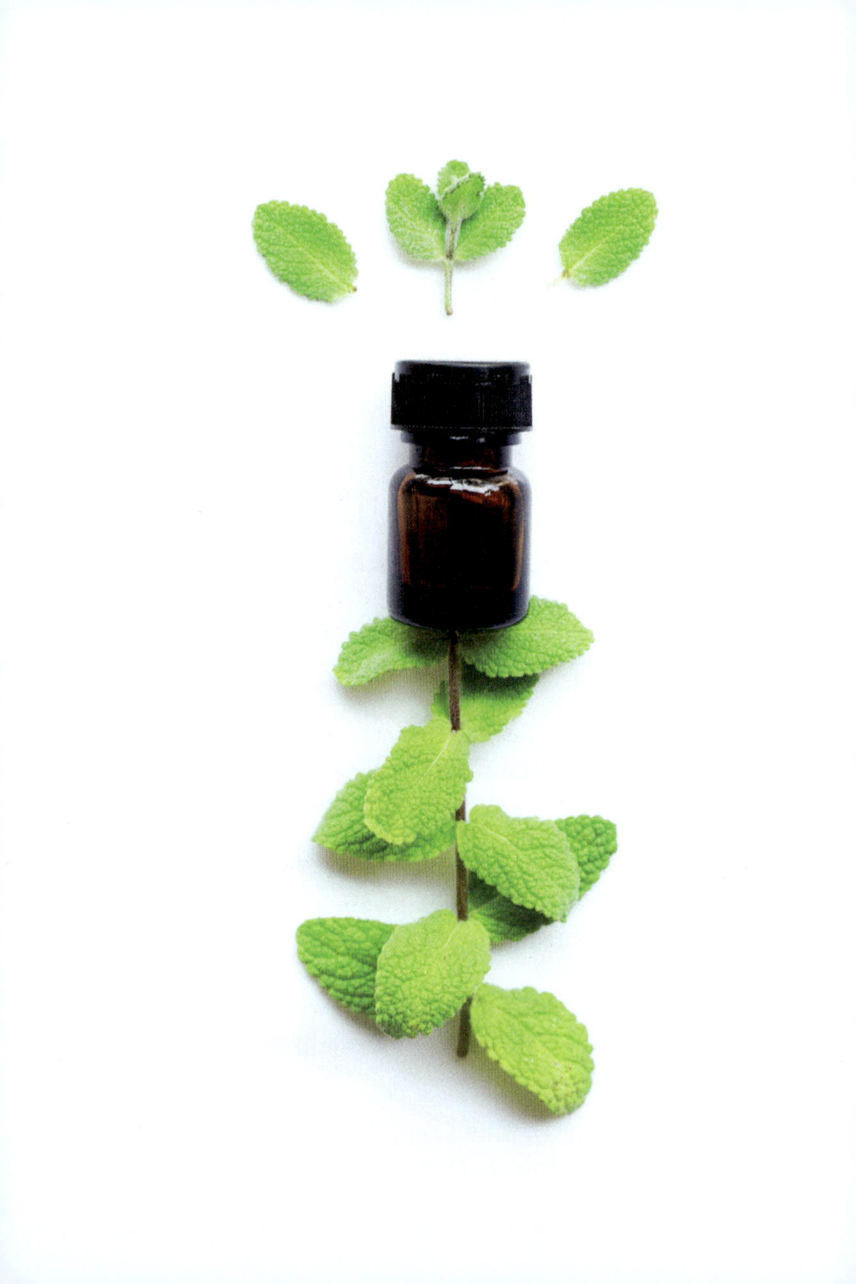

Die Hausapotheke der Natur

Einzelkämpfer, die deine Schmerzen lindern

Ätherische Öle und Körpersysteme im Überblick

Die folgende Tabelle bietet einen raschen Überblick über hilfreiche ätherische Öle für spezielle Anwendungsbereiche. Möchtest du zum Beispiel die Wachstumsfaktoren deiner Muskeln und Knochen aktivieren oder deinen Magen unterstützen, kannst du in der übersichtlichen Liste schnell das geeignete ätherische Öl finden.

Wähle ein oder zwei Öle, die dich ansprechen, aus der Liste aus; oder nimm das Öl, das du gerade zur Hand hast. Du brauchst nicht alle Öle, um eine gute Erfahrung zu machen! Verdünne das ätherische Öl mit reinem Pflanzenöl (siehe *Richtlinien* zum Mischungsverhältnis im Anhang) und trage ein paar Tropfen der Mischung auf Stirn, Schläfen und Nacken, auf die Fußsohlen und/oder auf die Schmerzstelle auf.

Herz Kreislauf	Nerven Gehirn	Haut/Haar Stoffwechsel	Immunsystem Atemwege
Gewürznelke	Balsamtanne	Grapefruit	Eukalyptus
Goldrute	Fichte	Lavendel	Gewürznelke
Immortelle	Kamille	Melaleuca (Tee-	Orange
Lavendel	Kardamom	baum)	Oregano
Majoran	Muskatellersalbei	Myrrhe	Rosmarin,
Muskat	Myrrhe	Orange	Thymian
Rosmarin	Pfefferminze	Patschuli	Weihrauch
Ylang Ylang	Weihrauch	Weihrauch	Zimt, Zitrone
Zypresse	Zitrone	Zedernholz	Zitronengras
			Zypresse

Muskeln Knochen	Verdauung Entgiftung	Hormone Drüsen	Emotionale Balance
Basilikum	Anis	Fenchel	Balsamtanne
Fichte	Estragon	Geranie	Bergamotte
Immortelle	Fenchel	Jasmin absolue	Fichte
Majoran	Gewürznelke	Koriander	Geranie
Myrte	Grüne Minze	Lavendel	Jasmin absolue
Nelke	Kreuzkümmel	Majoran	Lavendel
Oregano	Orange	Muskateller-	Mandarine
Palo Santo	Oregano	salbei	Myrrhe
Pfefferminze	Pfefferminze	Myrte	Neroli
Rosmarin	Rosmarin	Pfefferminze	Patschuli
Thymian	Wacholder	Salbei	Rose
Wintergrün	Zitrone	Sandelholz	Weihrauch
Zitronengras	Zitronengras	Weihrauch	Ylang Ylang
		Ylang Ylang	

Die allgemeine Anwendung ätherischer Öle

Inhalation, äußerliche oder innerliche Anwendung:
Die Arbeit mit den ätherischen Ölen erfolgt immer nach dem gleichen Schema. Wenn du in diesem Praxis-Ratgeber über ätherische Öle liest und dich fragst, wie du sie wohl anwenden solltest, beziehe dich auf die folgenden Anwendungsweisen, die für alle Einsatzbereiche gelten.

1. Inhalation:

Rieche an dem Ölfläschchen oder verwende einen Aroma-Diffuser.

2. Äußerlich:

Verdünne das ätherische Öl 50:50 oder 1:1 (heiße Öle wie Zimt oder Oregano 20:80 oder 1:4) mit Massageöl, trage bei Bedarf 2-4 Tropfen auf die Schmerzstelle auf und massiere sanft ein. Die Fußsohlen sind zur Massage besonders gut geeignet. Oft ist eine (warme oder kühle) Kompresse angenehm, ein Wickel oder eine Bandage. Als Richtlinie gilt: Bei Entzündungen keine heißen Umschläge verwenden.

3. Innerlich:

Wenn es sich um ein zum Verzehr als Nahrungsergänzung zugelassenes ätherisches Öl handelt (das muss am Ölfläschchen vermerkt sein), nimm einen Tropfen oder nach Bedarf in Speisen oder Getränken zu dir.

Erste Hilfe bei Schmerzen

Nimm das *geeignete* Öl zur Hand.
Hier sind Anregungen zur Anwendung:

Äußere Verletzungen, Hautverletzungen:
Blutende Wunden werden mit reinem, unverdünntem Lavendelöl desinfiziert. Zum Schließen der Wunde wird nach der Reinigung Immortelle oder Zistrose unverdünnt auf die Wunde getropft. Die Zistrose hat sich den klingenden Namen *„die therapeutische Naht"* verdient, weil sie oft augenblicklich eine offene Wunde schließt.

Bei Nervenverletzungen:
Für die Reparatur der Nervenzellen ist die Immortelle das geeignete ätherische Öl. Andere ätherische Öle zur Unterstützung der Nervenfunktionen sind Geranie, Lavendel, Majoran, Nelke, Pfefferminze, Salbei, Thymian oder Wacholder.

Innere Verletzungen:
Bei Verletzungen von Muskeln, Knochen oder Gelenken sowie bei Schmerzen der inneren Organe greifen wir zu diesen speziellen ätherischen Ölen, obwohl jedes ätherische Öl zur Ersten Hilfe geeignet ist. Schmerzlindernde Öle sind Balsamtanne, die Douglasie, Lavendel oder Immortelle (Helichrysum).

Tipp: Das beliebteste Schmerzöl

Eines der wirksamsten ätherischen Öle gegen Schmerzen ist **Pfefferminze**. Pfefferminzöl blockiert Kalziumkanäle und Substanz P, wichtige Faktoren bei der Übertragung von Schmerzsignalen.

Bewährte Öle für spezielle Schmerzsymptome

Hier ist ein rascher Überblick, um zu erkennen, welche ätherischen Öle für deine spezifischen Schmerzen am geeignetsten sind. Bitte vergiss nicht, du brauchst jeweils nur ein bis zwei Tropfen eines ätherischen Öls. Wenn du mit ätherischen Ölen arbeitest, achte bitte unbedingt auf höchste Qualität.

CHRONISCHE SCHMERZEN:

- Balsamtanne
- Douglasie
- Fichte
- Elemi
- Immortelle
- Ingwer
- Nelke
- Oregano
- Pfefferminze
- Rosmarin *CT cineol*
- Wintergrün

Eine warme Kompresse auflegen (wenn nicht entzündet).

KNOCHENSCHMERZEN:

- Balsamtanne
- Fichte
- Immortelle
- Kiefer
- Pfefferminze
- Wintergrün
- Zypresse

Akupunkturpunkte der Fußreflexzonen massieren.

MUSKELSCHMERZEN:

- Basilikum
- Majoran
- Pfefferminze
- Rosmarin *CT verbenon*

Akupunkturpunkte der Fußreflexzonen massieren.

GELENKSCHMERZEN:

- Balsamtanne
- Douglasie
- Elemi
- Fichte
- Immortelle
- Deutsche Kamille
- Kiefer
- Pfefferminze
- Wintergrün
- Zypresse

Auf die Schmerzstelle einreiben.

ENTZÜNDLICHE SCHMERZEN:

- Fichte
- Immortelle
- Deutsche Kamille
- Römische Kamille
- Lavendel
- Muskatnuss
- Myrrhe
- Nelke
- Pfefferminze
- Ravensara
- Thymian *CT thymol*
- Wintergrün
- Ysop
- Zypresse

Auf die Schmerzstelle einreiben.

NERVENSCHMERZEN:

- Immortelle
- Koriander
- Majoran
- Muskatnuss
- Pfefferminze
- Wacholder

Eine kühle Kompresse auflegen.

KOPFSCHMERZEN:

- Immortelle
- Melisse
- Myrte
- Pfefferminze
- Rosmarin
- Zitrone

Tief einatmen und auf Stirn, Schläfen und Nacken reiben.

TRAUMA-VERURSACHTE SCHMERZEN:

- Baldrian
- Fichte
- Geranie
- Immortelle
- Lavendel
- Rose
- Sandelholz
- Weihrauch

Wiederholt tief einatmen.

Quelle: Essential Oils Integrative Medical Guide

Ölmischungen, eine Streitmacht gegen Schmerzen

Die siegreichen Ölmischungen

Ölmischungen vereinen die Kräfte verschiedener Pflanzen in einer kraftvollen Kombination. Eine Zusammensetzung aus zwei oder mehreren Einzelölen ergibt deshalb eine umso stärkere Wirkung, weil sich die chemischen Bestandteile der einzelnen Öle auf natürliche Weise gegenseitig potenzieren. Das Zusammenspiel mehrerer Einzelöle ist wie ein Symphonieorchester, das umso kräftiger ertönt, je mehr Musikinstrumente harmonisch zusammenspielen.

Du kannst deine eigenen Ölmischungen zusammenstellen. In meinem Buch *Depressionen – Hilfe zur Selbsthilfe mit Duftmedizin* findest du eine detaillierte Anleitung zu verschiedenen professionell verwendeten Mischtechniken. Aber du kannst auch nach Intuition oder Vorliebe mischen. Deine Nase ist dein bester Ratgeber.

Eine Standard-Ölmischung gegen Schmerzen

Die ätherischen Öle dieser Schmerzmischung helfen, Entzündungen zu reduzieren, die Durchblutung und Regeneration zu fördern und Schmerzen von **Arthritis-Symptomen, Sportverletzungen, Verstauchungen, Muskelkrämpfen, Beulen** oder **Blutergüssen** zu lindern.

Ein Rezept gegen Schmerzen

- 30 Tropfen Balsamtanne
- 10 Tropfen Immortelle
- 5 Tropfen Pfefferminze
- 1 Tropfen Oregano

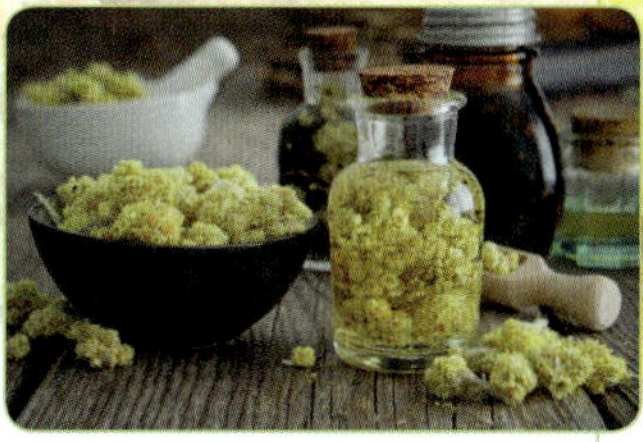

Anwendung:
Äußerlich: Verdünnung 50:50; 2-4 Tropfen dieser Ölmischung nach Bedarf auf die betroffene Stelle einreiben.

Erste-Hilfe-Öl-Mischungen für den schnellen Einsatz

In der nachfolgenden Tabelle findest du einen schnellen Überblick über mögliche Zusammensetzungen von Ölmischungen bei Schmerzen aller Art. Du kannst einige oder alle angegebenen Einzelöle selbst zusammenmischen oder bereits fertige Ölmischungen kostengünstiger besorgen. Anstatt einer Ölmischung kannst du auch ein Öl nach dem anderen auf die Schmerzstelle auftragen.

Aber auch wenn du nur eines der Einzelöle in den vorgestellten Ölmischungen zu Hause hast, dann verwende dieses Öl, um Abhilfe zu schaffen. Jedes einzelne ätherische Öl ist ein Meisterwerk der Natur, dazu geschaffen, dich in deinen Bemühungen zu unterstützen.

Ölmischung	Einzelöle
Antimikrobielle Ölmischung	*Eucalyptus radiata*, Gewürznelke, Rosmarin, Zimt, Zitrone
Anti-Stress-Öl	Balsamtanne, Lavendel, Limette, Ocotea, Vanille, Zedernholz
Atmungsöl	*Eucalyptus globulus*, *Eucalyptus radiata*, *Eucalyptus citriodora*, Fichte, Kiefer, Lavendel, Myrte, Oregano, Pfefferminze, Zypresse
Drüsenöl	Geranie, Deutsche Kamille, Grüne Minze, Myrte, Muskatnuss, Salbei
Energieöl	Balsamtanne, Gewürznelke, Muskatnuss, Pfeffer, Rosmarin, Wacholder, Zitronengras
Freudeöl	Bergamotte, Geranie, Jasmin, Römische Kamille, Mandarine, Palmarosa, Rosenholz, Rose, Zitrone, Ylang Ylang
Gedächtniskraft	Immortelle, Lavendel, Melisse, Sandelholz, Weihrauch, Zedernholz, Zypresse
Gedankenklarheit	Basilikum, Bergamotte, Geranie, Jasmin, Kamille, Kardamom, Koriander, Pfefferminze, Rosmarin, Ylang Ylang, Zitrone
Hormonöl	Fenchel, Muskatellersalbei, Pfefferminze, Spanischer Salbei

Ölmischung	Einzelöle
Immunöl	Bergbohnenkraut, Gewürznelke, Kreuzkümmel, Oregano, Rainfarn, Ravensara, Weihrauch, Ysop, Zistrose
Kreislauföl 1	Immortelle, Majoran, Ylang Ylang, Zypresse
Kreislauföl 2	Basilikum, Lavendel, Majoran, Pfefferminze, Zypresse
Leberöl	Fenchel, Geranie, Immortelle, Kamille, Rosmarin
Leberreinigung	Immortelle, Ledum, Seleriesamen
Muskelschmerz	Basilikum, Wintergrün, Oregano, Pfefferminze, Zitronengras
Mut, Balance, Ausrichtung	Fichte, Blaue Kamille, Rosenholz, Weihrauch
Ruhe und Friede	Blaue Kamille, Mandarine, Orange, Patschuli, Ylang Ylang
Schmerzfrei Öl	Gewürznelke, Immortelle, Pfefferminze, Wintergrün
Verdauungsöl	Anis, Estragon, Fenchel, Ingwer, Patschuli, Pfefferminze, Wacholder, Zitronengras
Traumaöl	Baldrian, Fichte, Geranie, Immortelle, Lavendel, Limette, Rose, Sandelholz, Weihrauch

Ein Öl für unterschiedliche Bedürfnisse

Wenn du ätherische Öle auswählst, besonders für Verletzungen, betrachte das Gesamtbild. Ein gebrochener Knochen könnte zum Beispiel eine Muskelverletzung einschließen, einen Nervenschaden, eine Bänderdehnung oder einen Bänderriss, eine Entzündung oder eine Infektion beinhalten, aber auch durch ein emotionales Trauma (Schock) oder durch Ärger sowie Schuldgefühle ausgelöst sein. Wähle je ein ätherisches Öl für die zutreffenden Ursachen aus:

- Palo Santo für die Knochenverletzung
- Wintergrün für die Muskelverletzung
- Immortelle für einen Nervenschaden
- Zimt und Gewürznelke für die Infektion
- Lavendel, Geranie, Rose für das Herz

Trage die benötigten Öle bewusst nacheinander auf, um den Zellen die nötige Hilfe zuzuführen.

Ätherische Öle sind geniale Elektronenspender!

Der Schmerz, der sich durch die Menschheitsgeschichte zieht

Physischen Schmerz gibt es nur in unserem Universum

Die Leidenschaft, die Leiden schafft

Physischer Schmerz ist ein Phänomen, das unseren Körper betrifft. Nur in den physischen Universen kann der Körper Schmerzen erleiden. Sie sind eine Lernhilfe, um uns erkennen zu lassen, was wir in unserem Leben möglicherweise falsch machen. Schmerz ist keine Strafe, die uns auferlegt wird. Er ist einzig und allein die Wirkung einer Ursache, die wir selbst gesetzt haben – oft aus Unwissenheit, Trotz oder einer anderen Leidenschaft – *Leidenschaft, die Leiden schafft*. Und manchmal ist der Grund längst vergessen.

So ist es wohl auch *dieses Erdenleben*, das uns alles über Schmerz lehren will: Warum leiden wir Schmerzen? Warum gehen wir gerade durch ‚diesen' Schmerz? Was ist die Ursache des Schmerzes und was ist der Sinn körperlichen Leidens? Können wir auf natürlichem Weg Schmerzfreiheit erlangen, und wie finden wir das Geheimnis körperlicher Gesundheit bis ins hohe Lebensalter, falls das unsere Bestimmung ist?

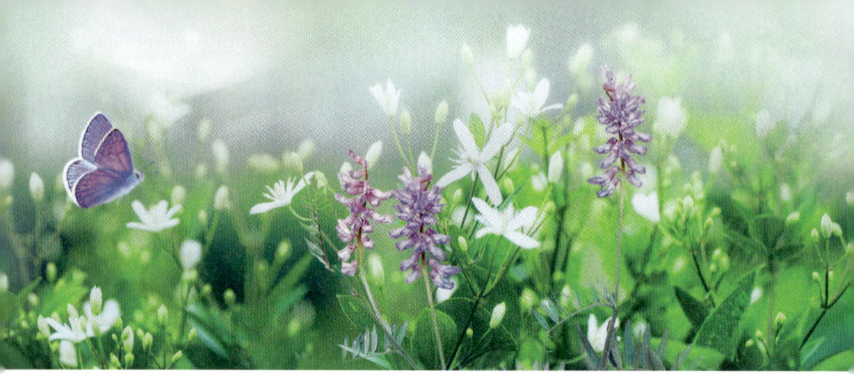

Wenn es einen Weg gäbe ...

Wenn es einen Weg gäbe, schmerzfrei von Entzündungen durch übersäuertes und geschädigtes Bindegewebe (Rheumatismus) zu werden, Blutzuckerwerte (Diabetes) durch einfache Schritte in den Griff zu bekommen, die Ursache für unsere Zahnschmerzen, Rückenschmerzen oder Knieschmerzen zu erkennen oder über das Wissen zu verfügen, das notwendig ist, um aus den Schmerzen wieder zurück zu Gesundheit und Leistungsfähigkeit zu gelangen …

Wärest du bereit, ein einfaches Gesundheitsprogramm zu erlernen, das dir deine körperliche Kraft und Vitalität wiedergibt – ein Programm, das deine Schmerzen lindert und schließlich ein für alle Mal beseitigt? Leider wird dieses Wissen weder an Schulen und Universitäten noch von unseren Pharma-Experten gelehrt. Du musst dir dieses Wissen selbst erarbeiten. Dieser Ratgeber möchte dir die Säulen guter Gesundheit ans Herz legen, um dein Haus (deinen Körper) stabil, gesund und schmerzfrei zu halten. (Siehe dazu auch *Das 9-Punkte-Programm nach Helmuth Matzner** sowie das Kapitel *Was eine Zelle zum Überleben braucht*, Seite 77.)

---

* Das 9-Punkte-Programm nach Helmuth Matzner (www.pro-vita-oleum.de)

Die erste Schmerzmedizin der Menschheit

Der heilige Weihrauch

Die Urmedizin der Menschheit – *Schmerzmedizin* – war ein duftendes Öl aus kostbaren Weihrauchharzen, das im uralten Land der aufgehenden Sonne zum Zweck der Heilung destilliert wurde. Mit einem goldenen Tropfen – kostbarer als Gold – wurden Krankheiten aller Art behandelt und Leidende unter Gebeten gesalbt und geheilt.

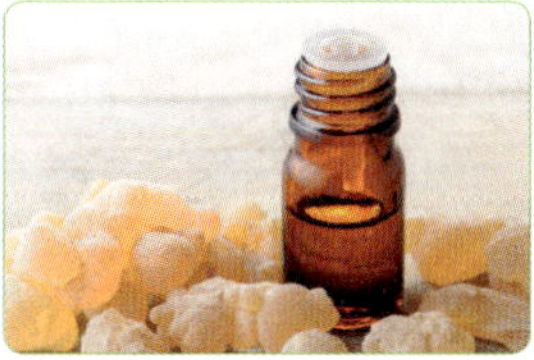

„Niemals!", mag heute so manch einer denken. „Geheilt! Das gibt es nicht." Oder man hört: „Die Menschen haben ja damals nichts Besseres gehabt." Könnte es sein, dass die Menschen damals näher am Geheimnis des Lebens waren, als wir es uns vorstellen können? Haben sie etwas gewusst, das heute im tiefen Vergessen der Zeit verloren gegangen ist?

Eine Woche dauerte damals das Heilungsritual, in dem die Geninformation – tief verborgen in jeder der 100 Billionen Körperzellen – von Krankheit auf Heilung umgeschrieben wurde. Diese Transformation fand in jeder einzelnen Zelle statt – und zwar mithilfe von Gebet, Weihrauchdüften und eines kostbaren ätherischen Öls, das auf den Schmerz aufgetragen wurde. Nach dieser Transformation war der Mensch geheilt. Alles, was er zu seiner Heilung benötigte, war der Wille zur Genesung.* Genau so, und nur so, geschieht Heilung auch heute. Davon erzähle ich dir hier.

* Schasteen, Maria L., *Weihrauch – Das älteste Heilmittel der Welt*, Crotona 2019

Als der Schmerz in die Welt kam

Vor Jahrmillionen wandelten spirituelle Giganten auf dem fruchtbaren, sanft welligen Hügelland des blauen Planeten. Die Landschaft war wie ein bunter Teppich, mit Blumen übersät, und die lieblichen Düfte ließen den Himmel auf Erden erahnen. Krankheit und Schmerz waren unbekannt, denn die Menschen lebten im Einklang mit der kosmischen Ordnung, und die Erde brachte ganz ohne Arbeit Früchte als Nahrung hervor.

Sobald sich der Mensch von den göttlichen Gesetzen – *der Ordnung der Liebe* – abzuwenden begann, schlichen sich, erst unmerklich, dann offensichtlich und unwiderruflich, Elend und Schmerz in das Leben der Menschen ein. Doch sie verstanden den Zusammenhang zwischen gestörter Harmonie und Krankheit nicht.

Was ist Schmerz? Ein Ungleichgewicht!

Schmerz ist eine irritierte Schwingung. Es ist wie ein Missklang in den Sphären unseres Mikrokosmos, der in unseren Gedanken seinen Ausgang nimmt, sich unserer Gefühle bemächtigt und sich schließlich in der äußeren Welt, oft als Schmerz und Krankheit, manifestiert. Es sind die *fünf Leidenschaften des Verstandes* – Ärger, Gier, Lust, übermäßige Bindung und Eitelkeit – die sich in unser Bewusstsein einschleichen und dort eine Ursache mit einer unerwünschten Wirkung setzen.

Die Auswirkungen unserer Gedanken sind uns oft nicht bewusst.

Wir sind die Urheber unseres Glücks

Seit sehr langer Zeit haben also Krankheit und Schmerz Einzug in unsere Lebensweise gefunden und sind so eng mit unserem Bewusstsein verbunden, dass wir vergessen haben, selbst der Urheber zu sein. Wir haben vergessen, wer wir sind und wozu wir hier auf der Erde weilen. Wir wanken von einer schmerzlichen Erfahrung zur nächsten und wundern uns darüber; und manchmal sehnen wir uns danach, all diesen Schmerzen zu entfliehen und die Freiheit wiederzufinden, die wir einst unser Eigen nannten.

Ob Schmerz oder Schmerzfreiheit, wir sind die Urheber unserer Lebensumstände.

Nur wer Schmerz ertragen kann, kann auch Glück spüren.
Unbekannt

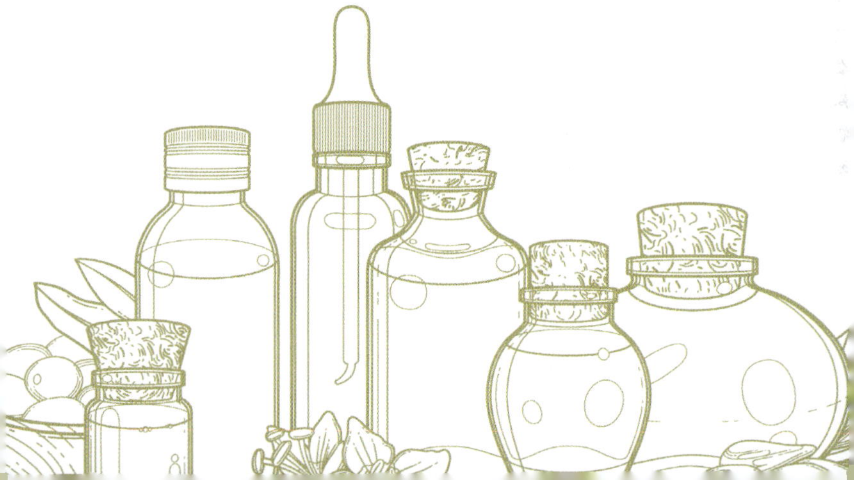

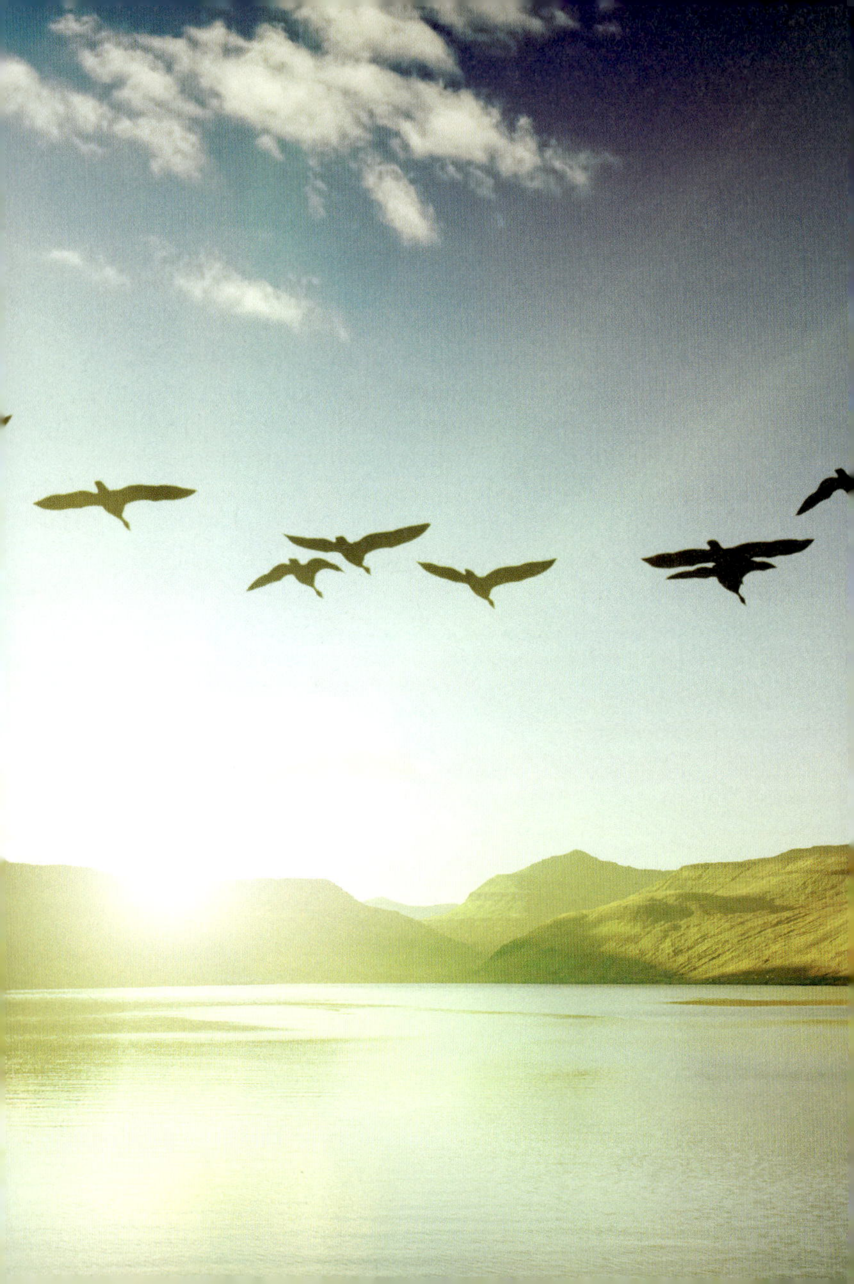

Wenn Schmerzen uns die Lebensfreude rauben

Ein reicher Erfahrungsschatz

Was für den einen Schmerz ist, mag für einen anderen Menschen noch als ganz normal erscheinen. Schrille, laute Musik kann dem einen Schmerz verursachen, während ein anderer darüber lacht. Empfindsame Menschen fühlen Disharmonie und Zwietracht und mögen darunter leiden, während ein hartgesottener Mensch noch Feuer in die Wunde gießt, ohne zu merken, dass er andere verletzt.

Wir sind alle unterschiedlich in unseren Gedanken und Empfindungen, bunt zusammengewürfelt wie das Leben selbst, denn wir sind von unserer Vergangenheit geprägt. Durch viele Inkarnationen haben wir das Bewusstsein von Stein, Blume, Baum, Tier und schließlich Mensch durchlebt, haben Schmerzen erlitten und daraus gelernt. Alle diese Erfahrungen hüten wir heute als unseren Lebens- und Erfahrungsschatz in jeder einzelnen unserer Billionen Zellen. Weil der eine bereits mehr gelernt hat, mag er empfindsamer gegenüber den Nöten der Menschen sein, während ein anderer diese Erfahrungen erst sammelt.

Wer sind „Wir"?

Wir sind weder unser Körper noch unser Verstand noch die Gefühle, die uns bewegen. Wir haben alle diese Hilfsmittel in diesem Leben zu unserer Verfügung. Wir **sind** *Seele, ein Funke Gottes*, in einem menschlichen Körper inkarniert, um Erfahrungen zu sammeln. Seele empfindet keinen Schmerz. Es sind unsere physischen Schutzhüllen, die leiden. Durch Schmerzen lernen wir.

Die Botschaft der Hoffnung

Die Erinnerung an unsere göttliche Herkunft ist unsichtbar, wie ein goldener Faden aus der Ewigkeit in unser alltägliches Leben gewoben. Doch diese Erinnerung ist längst verblasst und von Sorgen und Schmerzen vernebelt. Nur manchmal blitzt ein verstohlener Lichtstrahl in unser beschwerliches Leben, um uns Mut und Hoffnung zu bringen. Er bestärkt uns darin, unsere Schmerzen zu ertragen, um eine neue Facette des Lebens zu erkennen, ihren Wert zu entdecken und eine neue Lebenserfahrung zu gewinnen – und vielleicht sogar Schmerzen, die wir oft unbedacht selbst in unser Leben bringen, zu überwinden.

Dieses Büchlein enthält die Information, die du suchst, um Schmerzfreiheit zu finden. Lies weiter! Bleib dran!

Schmerzhafte Erfahrungen lehren uns …

Manche Menschen gehen ganz ohne Schmerzen durch ein langes, erfülltes Leben. Andere sind ständig von Schmerzen irgendwelcher Art geplagt und verstehen den Grund nicht. Warum müssen wir ständig durch irgendwelche Schmerzen (Zahnschmerzen, Ohrenschmerzen, Bauchschmerzen, Knieschmerzen etc.) gehen und diese Erfahrungen machen? Wir wollen lieber schmerzfrei sein.

Oft sollen Schmerztabletten uns sofort wieder fit machen. Wir wollen nicht nach der Ursache von Krankheit und Schmerz suchen, sondern einfach nur gut drauf sein und unseren Vorlieben nachgehen! Genau diese Einstellung lässt uns, oft ganz bewusst und trotzig, die unveränderlichen Gesetze dieses Universums verletzen. Sie birgt den Kern des Problems und hält uns in Unwissenheit und Schmerzen gefangen.

Was ist der Sinn unserer Schmerzen?

Wir lernen wohl, geduldiger, einfühlsamer und dankbarer zu sein. Dabei mögen wir die Spuren der Liebe entdecken, die uns den Weg in die Freiheit zeigen wollen – den Weg in die Schmerzfreiheit. Wir müssen nur in ihre Fußstapfen treten und dem Weg folgen. Was also ist der Sinn der Schmerzen? Es ist wohl der, zu lernen, in Freiheit und Verantwortung nach den Naturgesetzen dieser Welt zu leben und unseren Weg unbeirrt und zielgerichtet in eine selbstbestimmte Zukunft zu gehen. Dazu gehört oft auch Schmerzfreiheit – manchmal aber nicht, gemäß unserer Lebensaufgabe.

Auf der Straße des Vergessens …

Oft handeln wir uns Schmerzen ganz unbewusst ein: Wir hängen negativen Gedanken nach, die Konsequenzen nach

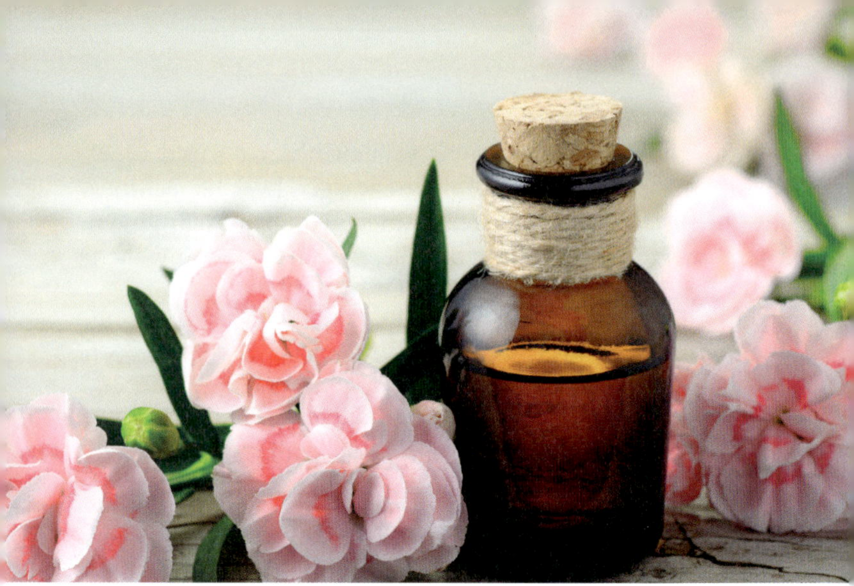

sich ziehen, stellen uns nicht auf das Gute im Leben ein, das wir dann auch nicht erhalten können. Wir hasten durch den Tag, ohne auf Ausgleich und Erholung zu achten, und ernähren uns mangelhaft. Wir geben dem Körper nicht, was er zum Leben braucht, und wundern uns dann, warum er nicht funktioniert. Wenn der Körper daraufhin rebelliert – oft mit Schmerzen, diesen Warnsignalen – sind das Lernerfahrungen. Werden wir hinhören? Werden wir dem Körper zu Hilfe kommen?

Zudem belastet eine Umwelt mit menschengemachten Giftstoffen zusehends unsere Gesundheit, eine Umwelt, die von profitorientierten Menschen ohne Rücksicht auf Verluste geschunden und verändert wird und uns Gifte als „Gesundheit“ verkauft. Und wir merken es nicht einmal …

Ätherische Öle erinnern uns …

Blicke hinaus in die sonnenüberfluteten Wiesen und Wälder, die majestätischen Berge und die Tiefen der Meere. Die Natur schenkt uns die Heilmittel zur Linderung unserer Schmerzen. Sie wachsen wie „Früchte am Baum“, die wir pflücken dürfen.

Zurück zur Erkenntnis

Gesundheit sowie Krankheit durchlaufen verschiedene Instanzen, um sich in unserem Leben manifestieren zu können. Alles beginnt zuerst im Verstand. Der Gedanke bindet augenblicklich die Emotionen an sich. Gemeinsam manifestieren sie entweder Gesundheit oder Schmerzen. *Es ist unsere Wahl*, welchen Gedanken und Gefühlen wir nachhängen und was wir in unser Leben bringen wollen!

Ätherische Öle besitzen die einzigartige Weisheit, alle Ebenen gleichzeitig anzusprechen – die physische, emotionale und mentale – um uns wieder ins Gleichgewicht zu bringen.

Je vollkommener, desto mehr Schmerzen.
Michelangelo

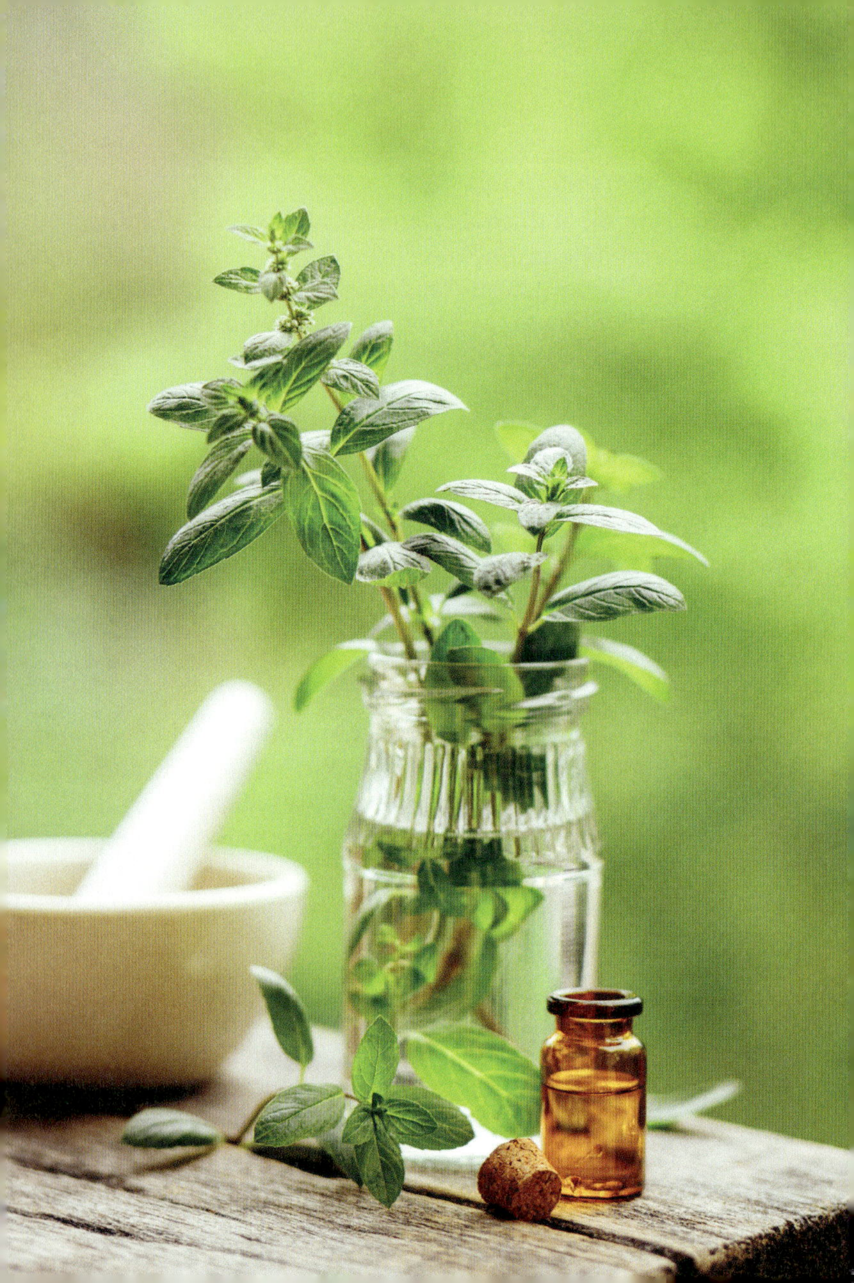

Viele Arten von Schmerzen – eine Ursache

Von vielerlei Schmerzen wird die Menschheit geplagt, aber interessanterweise folgt die Entstehung eines jeden Schmerzes dem exakt gleichen Plan.

Der 4-Schritte-Plan zum Schmerzerlebnis

Der Schmerz sitzt auf vier Seinsebenen

Der mentale Schmerz – Wenn der Geist seine Kraft verliert
Wenn wir unser Ziel aus den Augen verlieren und unser Verstand sich wie ein Mühlrad um immer dieselben – oft negativen – Gedanken dreht, beginnen wir unser Schicksal dementsprechend zu manifestieren. Alles, was der Mensch denkt, das kommt in sein Leben. Eigentlich ist das eine gute Nachricht. Stelle dir vor, du könntest all die Dinge in dein Leben bringen, von denen du träumst! Aber oft ist unser Verstand mit der Negativität des Lebens beschäftigt und es kommt uns gar nicht in den Sinn, an unserem Glück zu bauen. Alles beginnt im Kopf.

Ätherische Öle unterstützen unser Denken.
Atme Pfefferminzöl ein, um Sauerstoff in dein Gehirn zu bringen, oder Bergamotte, um deine Gedanken zu beflügeln.
Du bist deines Glückes Schmied.

Der kausale Schmerz – Ursache und Wirkung, Gestern und Heute

Oft haben wir längst vergessen, dass wir möglicherweise Schulden gemacht haben und die offene Rechnung noch aussteht. Es ist ein spirituelles Gesetz, dass wir für alles, das wir erhalten (oder uns nehmen), mit gleicher Münze bezahlen müssen. Diese Rechnung werden wir auf unterschiedliche Weise begleichen: (1) Durch Geld (das wir „unverschuldet" zahlen müssen oder möglicherweise verlieren), (2) durch viel Arbeit oder (3) durch Schmerzen. So zahlen wir auf dieser Welt unsere Schulden ab.

Die Vergangenheit mit unseren Verbindlichkeiten von einst spielt unbemerkt, aber unausweichlich in die Gegenwart hinein. Sollten wir die offene Rechnung diesmal nicht bezahlen, wartet sie geduldig auf uns, um uns bei einer nächsten Gelegenheit präsentiert zu werden. Warum? Damit wir ein kosmisches Gesetz lernen: Ursache und Wirkung.

Die Ursache unserer Freuden und Schmerzen liegt also in unseren Vorlieben und Abneigungen, die in der Gegenwart geboren und uns morgen als äußerer Umstand begegnen werden. Energie folgt der Aufmerksamkeit. Worauf wir unsere Energie lenken, das ziehen wir in unser Leben.

Hier können ätherische Öle gezielt helfen, unsere Sinne zu klären und uns den Weg zurück zu Gesundheit und Glück zu weisen.

„Jede Zigarette verkürzt dein Leben um sieben (7) Minuten!" Nimm einen Tropfen Nelkenöl auf deine Zunge, und du wirst wohl nicht mehr zur Zigarette greifen wollen. (Sie schmeckt widerlich!) Diese Disziplin wird schließlich nur ein Leidender an den Tag legen, der, an den Rand der Verzweiflung gedrängt, nach Rettung sucht.

Der emotionale Schmerz – Wenn das Herz weint

Deine Gedanken bemächtigen sich augenblicklich deiner Gefühle! Also achte auf deine Gefühle und prüfe deine Gedanken. Schnell können uns unsere Gefühle in die Tiefe ziehen. Statt depressiv durch den Tag zu laufen, gehe lieber deinen Gefühlen auf den Grund, finde die Ursache und ändere sie.

Ätherische Öle sind dabei deine besten Unterstützer! Sie wissen, wie sie ein gebrochenes Herz mit Düften heilen.

Folge der *Duftmedizin der Liebe* und den „33 Seelenölen" auf dem Weg zum Glück.[4]

Der physische Schmerz – Wenn der ganze Körper schmerzt

Wenn sich der Gedanke im Verstand geformt und von deinen Gefühlen Besitz ergriffen hat, dann manifestiert er sich unausweichlich – wie der Donner auf den Blitz folgt – und wird zu deinem Morgen. Wie hast du deinen Schmerz verursacht? Beginne, auch die Bedürfnisse deiner Zellen zu erforschen, und gib ihnen, was sie brauchen, damit sie dich zurück in die Schmerzfreiheit und volle Gesundheit bringen können.

Denke daran: Die Natur mit ihren ätherischen Ölen hält das geeignete Mittel zur Linderung deiner physischen Schmerzen bereit.

Hast du Kopfschmerzen, greife zum Pfefferminzöl. Schmerzt der Magen nach dem Essen, kann ein Verdauungsöl aus Anis und Fenchel behilflich sein. Hast du dich verletzt, verwende Lavendelöl. Schmerzen die entzündeten Glieder, reibe sie mit Copaiba ein. (Siehe auch den Rezeptteil und die Erfahrungsberichte im letzten Kapitel dieses Ratgebers.)

Die wahre Ursache von Schmerz

Wenn unser Kniegelenk langsam anschwillt und uns schließlich bei jedem Schritt schmerzt, greifen wir oft nach einer medizinischen Salbe, in der Hoffnung, dadurch Erleichterung zu erfahren. Naturverbundene Menschen werden wohl eine Arnika-Salbe oder Kiefern-Tinktur auftragen. Aber selbst wenn wir das beste Heilmittel zur Verfügung hätten, würde es uns langfristig wenig nützen, wenn wir nicht tiefer schauen und die Ursache für unseren Schmerz verstehen wollen. Die wahre Ursache von Schmerz wird immer in unserem Verstand gefunden, denn dort liegt der Grund und Ausgangspunkt für unsere Leiden.

Es ist wohl schwer, sich eingestehen zu müssen, dass wir einen Schmerz selbst mit unseren Gedanken manifestiert haben. Wir finden uns im Recht, böse und zornig auf jemanden zu sein, der uns unterdrückt. Wir empfinden es als unsere Natur, uns minderwertig und schuldbeladen zu fühlen und kämen gar nicht auf die Idee, nach den Sternen zu greifen. Wir lassen uns gängeln, folgen gehorsam einem Diktat, das uns gegen besseres Wissen aufgezwungen wird, und finden das auch noch ganz in Ordnung. Vielleicht greifen wir auch mit eiserner Hand nach der Macht, um andere zu unterdrücken.

Ein Leben in Harmonie – also in Gesundheit – sieht anders aus und jeder der nachfolgenden Schmerzzustände hat seinen Ausgangspunkt in unserem Kopf – entweder weil wir negativen Gedanken nachhängen oder weil wir *nicht* denken. Weil wir uns gegenwärtig möglicherweise in einem Lernprozess befinden und eine wichtige Lektion – oft längst vergessen – doch noch lernen wollen:

Arthritis, Arthrose, Bandscheibenvorfall, Bauchschmerzen, Bauchspeicheldrüsenentzündung, Blinddarmentzündung, Bänderriss, chronische Schmerzen, Endometriose, Fibromyalgie, Fraktur, Gicht, Gürtelrose, Halsschmerzen, Herzinfarkt, Ischias, Hüftschmerzen, Kopfschmerzen, Knieschmerzen, Magenschmerzen, Migräne, Nackenschmerzen, Nierenschmerzen, Ohrenschmerzen, Phantomschmerz, Rheumatoide Arthritis, Rückenschmerzen, Schulterschmerzen, Sehnenscheidenentzündung, Sonnenbrand, Trigeminusneuralgie, Verbrennung oder Zahnschmerzen und alle anderen Schmerzen.

Nahezu jede Krankheit beginnt mit einer Entzündung. In einem späteren Kapitel werden wir uns einige dieser Entzündungszustände genauer ansehen, die unsere Schmerzen verursachen, sowie die entzündungshemmende Wirkung ätherischer Öle. Doch zuerst müssen wir uns fragen:

Schmerz, was willst du mich lehren?

Sollte es wahr sein, dass ein Schmerz nicht einfach grundlos auftritt, sondern in unseren oft versteckten Gedanken vorprogrammiert ist, um mit Sicherheit in unser Leben zu treten, sollten wir dann nicht tiefer nach dem Grund graben? Oft stammt die Ursache eines Problems aus längst vergessenen Tagen, die wir in unser jetziges Leben mitgebracht haben, um heute das zu lernen, was wir einst nicht verstanden haben.

Christiane Beeerlandt gibt in ihrer 1.600-seitigen Enzyklopädie der Psychosomatik, *Der Schlüssel zur Selbstbefreiung*[5], Kernursprung und Kernlösungen für unsere „selbstgewählten Schmerzen" zu bedenken. Hier sind ein paar Beispiele angeführt. Beachte dabei, dass alle Schmerzen, die in unser Leben kommen, von unserem Verstand gesteuert sind, der sich sogleich der Gefühle bemächtigt und sich sodann eines Tages im Äußeren als Schmerz oder Krankheit manifestiert. Diese Aufzählung ist natürlich ein Schnellüberblick, der in gebührender Länge in der Enzyklopädie behandelt wird.

Arthritis:

Solltest du an Arthritis leiden, denke doch einmal über das Folgende nach, während du die Schmerzstellen mit einem duftenden Kiefern- oder Copaibaöl einreibst.

Kernursache: Du fühlst dich wie ein Märtyrer: Du bist das ewige Opfer. Aber dadurch, dass du diese Rolle spielst, bekommst du wohl die Aufmerksamkeit, die du so sehr „brauchst". Du kritisierst: Das ist lediglich eine Tarnung für die innere Ohnmacht.

Kernlösung: Die Ursache deiner Trauer liegt in deinen Erwartungen an das Leben: Warst du der Meinung, ein Opfer zu sein, dann hast du die Situation zu dir hingezogen (und auch diese Krankheit), die eine Bestätigung dessen ist.

Fibromyalgie:

Chronische Schmerzen und Muskelsteifheit im ganzen Körper machen dir zu schaffen? Könnte das Folgende dein Kernproblem sein?

Kernursache: Du läufst über vor angestauten Emotionen, Trauer, Wehmut und schmerzhaften Erinnerungen aus der Vergangenheit.

Kernlösung: Du bist sicher in dir geborgen. Heiße dich selbst auf warme Weise willkommen. Erwarte nicht von anderen, was du dir selbst vorenthältst.

Bandscheibenvorfall:

Diese Erkrankung der Wirbelsäule lässt Teile der Bandscheibe austreten, die auf das Rückenmark oder die austretenden Nervenwurzeln drücken.

Kernursache: Du gehst jetzt gebückt unter zu schweren Lasten. Es ist dir alles zu viel geworden und mit der Aussicht auf einen langen Weg, der noch vor dir liegt, gehst du nun vollends in die Knie.

Kernlösung: Fühle dich in deinem unsterblichen Selbst sicher und beschützt. Nicht der Ehrgeiz oder die Erfüllung der Erwartungen anderer zählen, sondern die starke Basis in dir.

Zahnschmerzen, Freiliegende Zahnhälse:

Freiliegende Zahnhälse, so denkt man wohl, sind eine zu erwartende Alterserscheinung. Doch Christiane Beerlandt sieht das anders:

Kernursache: Deine Zähne enthalten viele Tränen der Ohnmacht, die das Zahnfleisch „weg-ebben“ lassen.

Kernlösung: Sei dir darüber im Klaren, dass du, solange du dich nicht in Liebe und Vertrauen anerkennst, dich auch weiterhin über Geschehnisse aus der Vergangenheit grämen, um sie trauern oder an ihnen verzweifeln wirst.

Vielleicht denkst du jetzt verärgert: „Es hat doch eine körperliche Ursache, die dafür verantwortlich ist, dass sich meine arthritischen Finger verkrümmen. Meine Fibromyalgie-Schmerzen rühren von meinen überempfindlichen Nervenreizleitern. Bandscheibenvorfall ist schlicht eine Abnutzungserscheinung; und freiliegende Zahnhälse sind sehr wohl eine Alterserscheinung!“ Meine Frage an dich: „Warum haben dann nicht alle Menschen verkrümmte Finger, Schmerzen am ganzen Körper, einen schmerzhaften Bandscheibenvorfall oder freiliegende Zahnhälse, die das Essen zur Qual machen?“

Es gibt eine Lösung für jeden Schmerz

Das Geheimnis des Schmerzes liegt in der Zelle. Im nachfolgenden Kapitel werfen wir einen Blick in die Zelle, um zu verstehen, wie unser Körper funktioniert. Wie alles im Leben, so blüht und gedeiht auch ein Pflänzchen nur dann vorzüglich, wenn es richtig gegossen und genährt wird. Wenn du weißt, wie du deine Zelle behandeln sollst, damit sie für dich bestmöglich arbeiten kann, wirst du mit Verwunderung feststellen, wie wenig sie eigentlich braucht. Sie benötigt nur eine Handvoll essenzieller, also lebenswichtiger Nährstoffe, die du ihr als Nahrung zuführen musst. Damit kann sie sich unermüdlich selbst regenerieren. Lässt du den Zellen nicht die richtige Behandlung zukommen, sind Schmerzen vorprogrammiert.

Der Schmerz ist eine Warnampel, die signalisiert, dass etwas im Körper nicht in Ordnung ist. Je heftiger der Schmerz, desto dringlicher fordert die Zelle deinen Einsatz. Jetzt zu einer Migränetablette zu greifen oder schmerzstillende Medikamente einzunehmen, um im Tagesablauf nicht gestört zu sein, ist kontraproduktiv. Schmerzen zeigen ein Zellproblem an. Komme deiner Zelle zu Hilfe!

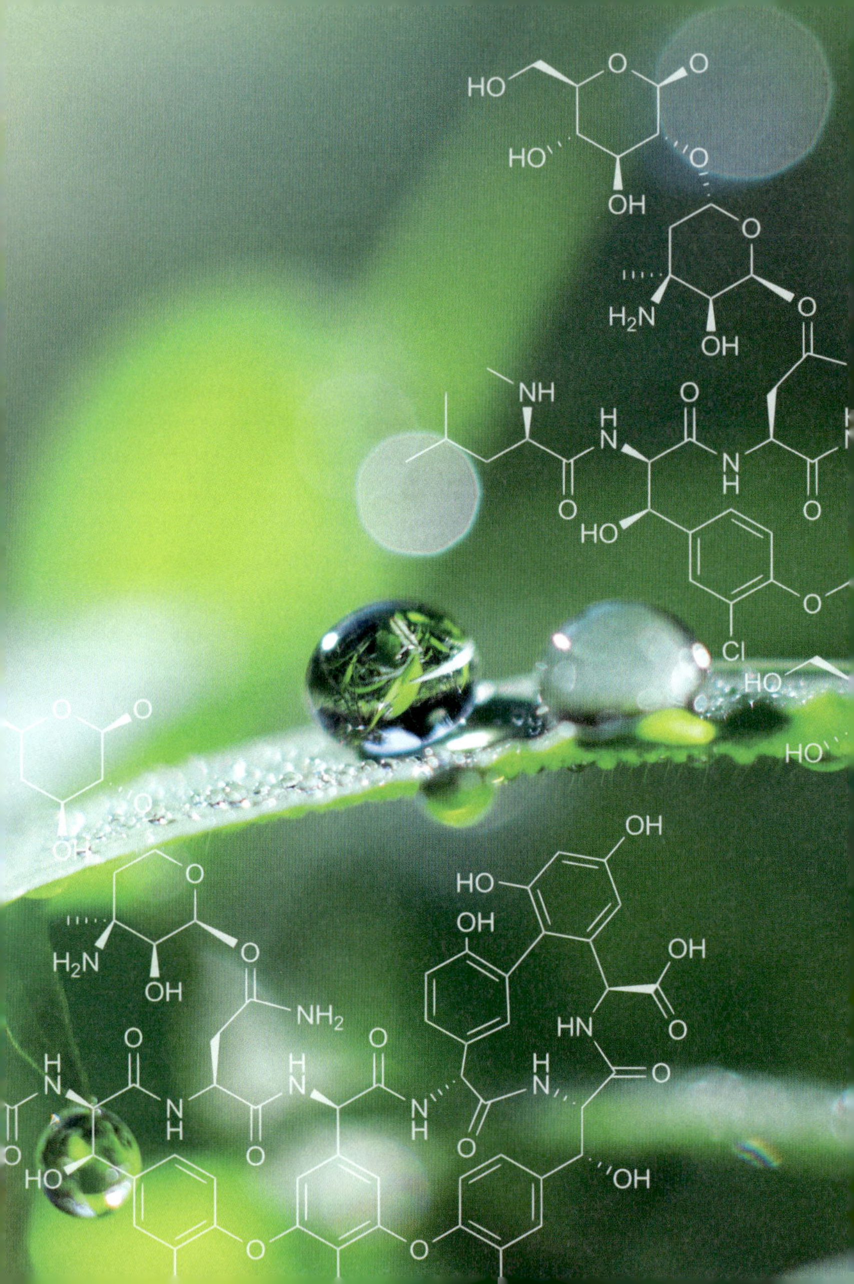

Das Geheimnis des Schmerzes liegt in der Zelle

In jeder einzelnen unserer Billionen Zellen sind unsere Gedanken und Gefühle niedergeschrieben. Unsere Suche nach Glück, Gesundheit, einem erfüllten Leben sowie nach Schmerzfreiheit ist die Suche nach dem verlorenen Paradies. Wirst du dein Paradies finden?

Wie der Schmerz im Körper entsteht

Um Schmerz zu verstehen, müssen wir unsere Körperzelle verstehen. Zum Glück ist unsere Anatomie – wie die Schöpfung des gesamten Universums – genial einfach und dem Gesetz der Wirtschaftlichkeit getreu angelegt. Der Zellaufbau folgt einem göttlichen Bauplan nach der Weisheit des Schöpfers.

Das Wunder der Zellphysiologie

Wir haben 100 Billionen Zellen, wovon jede Zelle – ob Nervenzelle, Muskelzelle oder Herzzelle, Augenzelle oder Magenzelle – exakt gleich aufgebaut ist. Kennen wir daher eine Zelle, kennen wir alle Zellen! Um Schmerz zu verhindern und vorzubeugen, müssen wir wissen, was eine Zelle zum Leben braucht und es ihr geben. Tun wir das nicht, erzeugt der Mangelzustand Schmerzen.

Im weiteren Verlauf zeige ich dir, was die Zelle genau von dir braucht. Bedenke aber gleichzeitig, dass jeder Mensch unterschiedlich ist. Was des einen Heilung, kann des anderen Gift sein. Arbeite daher mit dem Gesundheitsexperten deines Vertrauens zusammen, um deinen Zellen zu geben, was sie brauchen.

Die Zellmembran und die Natrium-Kalium-Pumpe

Jede Zelle besteht aus einer Zellmembran, um die Zelle nach außen abzugrenzen. In der Zellmembran ist ein Transmembranprotein, die sogenannte Natrium-Kalium-Pumpe. Mithilfe dieses Proteins können Natrium-Ionen aus der Zelle und Kalium-Ionen in die Zelle transportiert werden.

> Natrium: Als Bestandteil von Kochsalz (Natriumchlorid, NaCl) ist Natrium, das in allen salzigen Speisen enthalten ist, von denen der Mensch oft viel zu viel zu sich nimmt, in unserer Ernährung reichlich enthalten.
>
> An Kalium-Mangel hingegen leiden, einer Studie zufolge, 75% der Männer und 90% der Frauen! Das Ergebnis ist Krankheit. Krankheit und Schmerz beginnen also bereits im Ungleichgewicht der Natrium-Kalium-Pumpe! Der Zellaustausch funktioniert nicht mehr.
>
> Kalium ist ein Mineralstoff, der für die Erhaltung des Lebens essenziell (lebensnotwendig) ist. Chronischen Erkrankungen wie hoher Blutdruck, Nierensteine, Osteoporose oder Schlaganfälle kann durch die Zufuhr einer ausreichenden Menge an Kalium (4,7 g pro Tag für Erwachsene) vorgebeugt werden.

Kaliumhaltige Lebensmittel sind Aprikosen, Bananen, Weizenkleie, Linsen, Mandeln, Spinat und viele andere. Wenn jemand also zu wenig Gemüse und Obst isst, hat er einen Kalium-Mangel. (HINWEIS: Dialyse-Patienten mit eingeschränkter Nierenfunktion sollten stark kaliumhaltige Lebensmittel meiden.)

Kalium ist für den Körper ein essenzieller Mineralstoff, der an allen physiologischen Prozessen in jeder Zelle beteiligt ist. Kalium reguliert die Reizbildung und Reizleitung des Herzens, einen normalen Blutdruck, das Zellwachstum, den Säure-Basen-Haushalt, die Freisetzung von Hormonen, den Knochenstoffwechsel sowie die Kohlenhydratverwertung und Eiweißsynthese.

Aber Kalium ist nur ein Nährstoff, den deine Zelle zum Funktionieren benötigt. So wie in der Natur die Fülle der Schöpfung in überreichem Maße vorhanden ist, so gibt es unzählige Bausteine wie Magnesium, Jod, Selen und viele andere Nährstoffe, die dein Körper benötigt und vorwiegend aus gesunder Nahrung erhält. Es liegt also in unserer Hand, der Zelle zu helfen, gesund zu bleiben oder wieder gesund und schmerzfrei zu werden.

Die Zellflüssigkeit mit den Mitochondrien

Die Zelle ist mit Zellflüssigkeit gefüllt. In der Zellflüssigkeit lagern die Mitochondrien, die Kraftwerke der Zelle. Sie produzieren „Strom“, das ATP (Adenosintriphosphat), das uns Energie verleiht. So wie sich ein Auto ohne Antriebskraft (Benzin oder Diesel) nicht fortbewegen kann, so fühlen wir uns oft antriebslos und müde, wenn zu wenig ATP vorhanden ist. Drei von vier Menschen leiden an Magnesium-Mangel, was bewirkt, dass sie ihren Kraftstoff nicht verbrennen und daher nicht in Energie umsetzen können. Diese Leute haben zwar einen vollen Benzintank, können ihn aber nicht verwenden. Sie haben keine Energie.

Das ATP ist die Voraussetzung für alle energieverbrauchenden Prozesse im Körper. Die Mitochondrien arbeiten vierundzwanzig Stunden am Tag, um ATP zu erzeugen. Diese Kraftwerke müssen konstant gespeist werden, um diesen Kraftstoff (ATP) in Energie umzuwandeln, so wie auch ein Ofen mit Brennstoff befeuert werden muss, damit er nicht ausgeht.

Neben der Erzeugung von ATP sind die Mitochondrien unter anderem auch verantwortlich für die Calciumhomöostase, Apoptose (kontrollierter Zelltod), das Auffangen von Radikalen, die Steroid-Biosynthese sowie die Steuerung des Stoffwechsels. Dazu braucht das Mitochondrium Magnesium. Doch laut einer Studie leiden 75% der Menschen weltweit an Magnesium-Mangel, was sich als Schmerz und Krankheit auf die Menschheit auswirkt!

Ätherische Öle befeuern den Brennofen unserer Zellen, geben uns Energie.

Der Zellkern mit der DNA

Der Zellkern innerhalb der Zelle hütet die DNA mit unseren 46 Chromosomen – unserer Erbinformation, die wir bei der

Geburt mitbekommen haben. Diese DNA bleibt zeitlebens unverändert, es sei denn, äußere Umstände erzwingen eine Mutation. Die DNA enthält 3,27 Milliarden Basenpaare (Adenin, Thymin und Cytosin, Guanin) in jeder einzelnen Zelle.

Hast du gewusst?

Jeder Mensch hat zirka 400 Gramm DNA. Nur ein Gramm menschliche DNA kann das Äquivalent von sieben Milliarden iPads speichern.

Unsere Zellen können durch äußere Lebensumstände und Umwelteinflüsse Schaden nehmen, den du – wenn du weißt, dass *DU* als *unendlicher, ewiger Geist* mit deiner Energie auf den Heilungsprozess Einfluss nehmen kannst – gezielt zu beeinflussen vermagst. Du beschließt zum Beispiel, deine Ernährung umzustellen, mehr essenzielle Nährstoffe zu dir zu nehmen, mit dem Rauchen aufzuhören und dich ein bisschen mehr zu bewegen.

„Der Heilige Geist wird mit der Heilung nur dann beginnen, wenn Sie bereit sind, sich erst einmal selbst zu helfen."

Harold Klemp, Die Sprache der Seele

Deine Gedankenenergie kann auf deinem Genom genau die Ideen programmieren, die du wünschst, entsprechend dem Gesetz von Ursache und Wirkung. Sobald du eine Ursache setzt, einen Plan machst, deine Aufmerksamkeit auf eine bestimmte Sache richtest, werden in jeder einzelnen Zelle mittels der 3,27 Milliarden Basenpaare Aminosäure-Verbindungen (Proteine oder Eiweiße genannt) genau nach deinem

Lebensprogramm zusammengesetzt, woraus dann die einzelnen Gewebearten gebildet werden.

Jede Zelle trägt deinen Lebensplan! Das heißt, jede Zelle ist traurig, missmutig, geschockt, geächtet oder glücklich; denn sie wird nach dem gültigen Bauplan gebildet. Zellen sterben ständig ab und werden immer wieder mit deinen vorprogrammierten Erwartungen neu gebildet. Wann beginnst du endlich dankbaren Herzens, glücklichen Gedanken nachzuhängen?

Ätherische Öle helfen dir dabei, glückliche Gedanken zu hegen. Allein durch ihren Duft machen sie dich glücklich. Das merkst du daran, dass du lächeln musst, wenn du den Duft einer Blume riechst.

Energie bis ins hohe Lebensalter

Das Elektronenpotenzial – unsere Lebensenergie

In einer gesunden Zelle rasen um den Zellkern Elektronen mit einer unglaublichen Geschwindigkeit von 2.000 Kilometern pro Sekunde. Diese Elektronenerregung verleiht der Zelle Lebenskraft und strotzende Gesundheit.

Sobald das Elektronenpotenzial durch Mangelernährung und Umwelteinflüsse jedoch abnimmt, beginnt die Zelle zu schwächeln; und wenn ihr keine geeigneten Nährstoffe zur Verfügung stehen und sie nicht repariert werden kann, muss sie entsorgt und ersetzt werden.

Siehst du, wie wichtig lebendige ätherische Öle und farbenfrohe, duftende Nahrung für deine Zellen sind?

Was uns unsere Lebensenergie raubt

Umwelteinflüsse, die die Zelle schädigen, können toxische Gedanken und Emotionen sein, wie auch Umweltgifte von Ackerbau, Wasserverschmutzung, synthetischen Lebensmitteln, Arzneimitteln oder giftigen Haushaltsreinigern und chemischen Schadstoffen in der Luft. Es können schmerzauslösende Reaktionen von einem Unfall herrühren oder von Einwirkungen durch Hitze, Frost oder ätzende chemische Substanzen. Auch durch Überbelastung, etwa im Sport, kann das Zellgewebe geschädigt werden und uns kraftlos zurücklassen.

Der Lebensrhythmus einer Zelle

Von unseren 100 Billionen Zellen sterben täglich etwa 2 Billionen ab, doch etwa genauso viele werden täglich neu gebildet. Alte, unbrauchbar gewordene Zellen sterben einen programmierten Zelltod (Apoptose). Haben wir jedoch nicht genügend Energie in den Mitochondrien und nicht genügend unterstützende Nährstoffe in der Zelle, dann sprechen wir von einer vorzeitig sterbenden Zelle (Nekrose). Der Lebenszyklus einer Zelle wird von seiner Energie bestimmt. Sinkt das Elektronenpotenzial von einem hohen Erregungszustand (Leben) auf den Nullpunkt, nennen wir das Tod.

Ein unkontrollierter Zelltod kann schon durch ein einziges, in unserer Nahrung fehlendes Mineral – zum Beispiel Kalium oder Magnesium – hervorgerufen werden! Weltweit leiden drei Viertel der Menschheit allein an Magnesium-Mangel! *Das* ist eine Gesundheitskrise von pandemischer Bedeutung.

Mehr Energie und Leistungskraft

Ätherische Öle führen den Zellen kräftige Elektronenschübe zu, um sie in einen hohen Erregungszustand zu bringen oder zu halten. Das wirkt sich in unserem Leben positiv aus. Wir gehen beschwingt und mit Lebenslust durch den Tag, packen selbst Schwierigkeiten kraftvoll an und lassen uns von Stress und körperlichen oder geistigen Anstrengungen wenig beeindrucken. Wir sind einfach *gut drauf*!

Die vier Gewebearten des Körpers

Der Körper ist aus vier Gewebearten aufgebaut:

1. Muskelgewebe
2. Nervengewebe
3. Bindegewebe
4. Epithelgewebe

Das Muskelgewebe

Das Muskelgewebe macht circa 40% unserer gesamten Körpermasse aus und wird in quergestreifte (Skelett- und Herzmuskulatur) und glatte Muskulatur (z.B. im Darm) eingeteilt. Schmerzen reichen von Verspannungen oder Krämpfen über Zerrungen bis zu einem Riss.

Ätherische Öle bei Muskelschmerzen:
Balsamtanne, Basilikum, Majoran, Pfefferminze, Wintergrün, Zitronengras

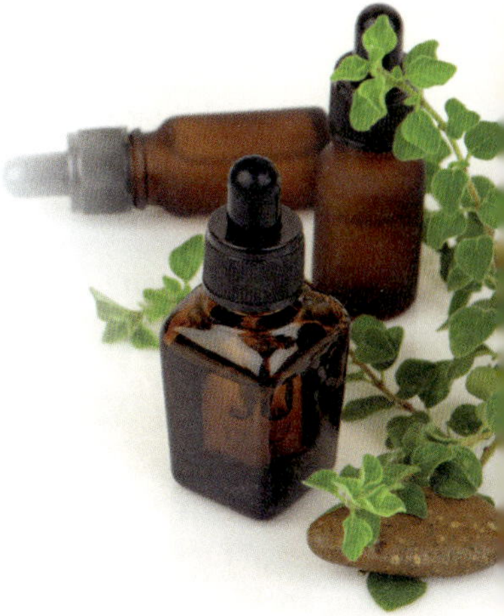

Das Nervengewebe

Das Nervengewebe, bestehend aus Neuronen und Gliazellen, bildet die Grundlage des Nervensystems. Die Aufgabe der Neuronen ist die Signalübertragung eines Schmerzreizes an das Gehirn, um auf ein Problem aufmerksam zu machen, während die Gliazellen für die Ernährung und für den Schutz der Nervenzellen verantwortlich sind.

Ätherische Öle bei Nervenschäden:
Balsamtanne, Immortelle, Majoran, Muskatnuss, Pfefferminze, Wacholder

Das Bindegewebe

Zum Bindegewebe gehören die Bandscheiben sowie die Knochen und das Fettgewebe. Der erwachsene Körper hat etwa achtzehn Kilogramm Bindegewebe, das neben den Muskeln für unsere Körperform verantwortlich ist. Es versorgt den Körper mit Nährstoffen und Sauerstoff. Je stärker das Bindegewebe, desto straffer ist die Haut.

Ätherische Öle bei Bindegewebsverletzungen:
Gewürznelke, Immortelle, Pfefferminze, Wintergrün oder das Schmerzöl

Das Epithelgewebe

Das Epithel- oder Deck- und Drüsengewebe macht etwa ein Drittel unserer Zellen aus, denn es ist das Oberflächengewebe, das alle inneren und äußeren Körperoberflächen bedeckt. Wird das Epithelgewebe verletzt oder darunterliegende Zellen zerstört, kommt es zu Schmerzreaktionen, um eine Wundheilung einzuleiten.

Ätherische Öle bei Hautverletzungen: Immortelle, Lavendel, Myrrhe, Zistrose

Jede dieser Gewebearten, die aus *Aminosäureketten* bestehen, kann durch Umwelteinflüsse geschädigt werden. Ist die Zelle reich an Elektronenpotenzial, setzt eine raschere Selbstheilungsreaktion des Körpers ein. Hat die Zelle nicht die nötige Kraft und Unterstützung, die sie vornehmlich aus gesunder, farbenfroher Nahrung und ätherischen Ölen erhält, tritt eine verlangsamte bis keine Heilung ein.

•••

Die Zellen sind also auf Gedeih und Verderb von deinen Entscheidungen in Ernährungs- und Lifestyle-Fragen abhängig. Aus Unwissenheit fügen wir unseren Zellen großen Schaden zu. Die Zellen verdursten, verhungern und sterben schließlich. Es ist hauptsächlich die Fehlernährung, die unsere Zellgesundheit schädigt. Es ist die Nahrung, die wir täglich zu uns nehmen, ohne darauf zu achten, was die Zelle – nicht unsere verwöhnten Geschmacksnerven – wirklich braucht. Die Zelle braucht vorrangig Wasser, denn Wasser ist unser wichtigstes Grundnahrungsmittel.

**„Die reinste Form des Wahnsinns ist es,
alles beim Alten zu belassen und gleichzeitig zu hoffen,
dass sich etwas ändert."**

Albert Einstein

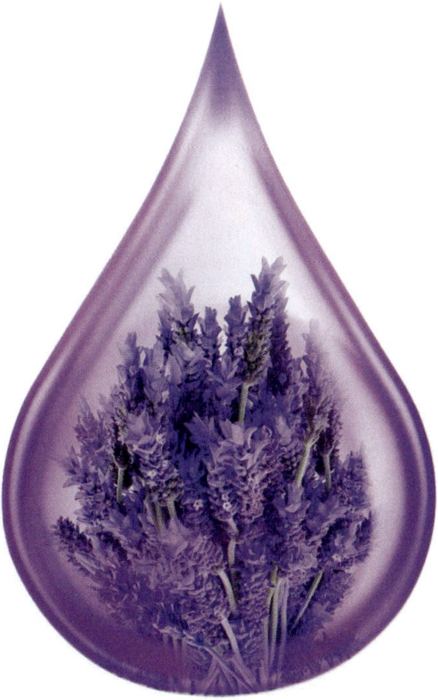

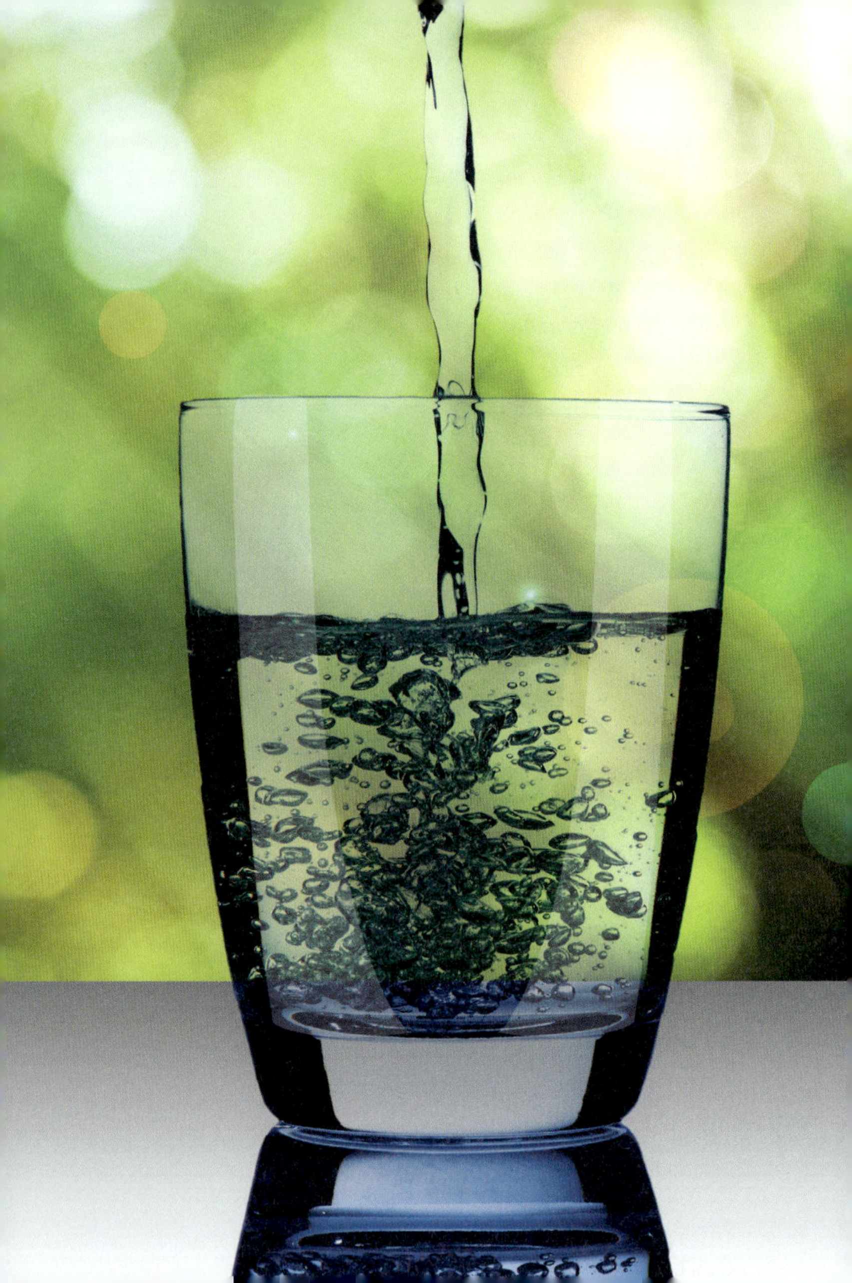

Was eine Zelle zum Überleben braucht

Der **Speiseplan** für eine gesunde Zelle

Ich zitiere aus meinem Sofort Ratgeber Das 9-Punkte-Programm nach Helmuth Matzner ein paar der wichtigsten Nährstoffe für die Zelle. Mehr Information findest du unter *Ressourcen* im Anhang.

Chronischer Wassermangel verursacht Schmerzen

Ohne Wasser kann der Mensch nur drei Tage überleben, während er ohne Nahrung sogar einige Wochen überstehen kann. Der Mensch besteht zu 75% aus Wasser. Wasser ist für den gesamten Organismus lebenswichtig und *das* Hauptnahrungsmittel für jede Zelle. Es ist daher sehr wichtig, viel reines Wasser zu trinken.

Wasser ist lebensnotwendig

- Wasser reinigt den Körper von Schlacken, transportiert Abfallstoffe ab und unterstützt die Verdauung.
- Wasser ist ein Schockabsorber für Knochen und Gelenke.
- Die Bandscheiben und Knorpeln sind voll Wasser und bieten den Gelenken eine Schutzfunktion, damit es zu keinem Knochenabrieb kommt. Bei Wassermangel kommt es zu Bandscheibenquetschungen oder zur Bandscheibenauflösung, wodurch der Knochen direkt auf den Nerv drückt und Ischialgie auslöst.

- Bereits Hippokrates von Kos lehrte, dass ein Ungleichgewicht an Wasser, neben anderen Körpersäften, zu Schmerzen führt.
- Selbst Wassereinlagerungen können ein Zeichen von Wassermangel sein.
- Täglich filtern die Nieren etwa 280 Liter Blut und scheiden dabei zirka 2-3 Liter Abfallprodukte und Wasser aus.
- Aldosteron steuert den Salz- und Wasserhaushalt und somit indirekt den Blutdruck.
- Auch die Haut braucht sehr viel Wasser, der sich die Schönheitsindustrie mit Feuchtigkeitscremes widmet.
- Wenn die Natrium-Kalium-Pumpe nicht ordnungsgemäß funktioniert, strömt zu viel Natrium in die Zelle ein, bindet viel Wasser und schwemmt den ganzen Körper auf.
- Wassermangel spielt auch eine wichtige Rolle bei Magengeschwüren, rheumatischen Erkrankungen oder Demenz.

Eines der wichtigsten Lebensmittel zur Erneuerung unserer Lebensprozesse ist also Wasser. Dr. Badmanghelidj[6] hat in einem iranischen Gefängnis tausende Insassen von Magengeschwüren, rheumatischen Erkrankungen, Abnützungserscheinungen und Knorpelverletzungen geheilt, indem er ihnen nur reines Wasser zu trinken gab.

Hier ist seine Empfehlung:

Trinke täglich mindestens 30 ml Wasser pro kg Körpergewicht. Falls du zum Beispiel 70 kg wiegst, solltest du 70 × 30 = 2100 ml = 2,1 Liter reines Wasser trinken.
Trinke einen halben Liter Wasser etwa eine halbe Stunde vor jeder großen Mahlzeit.
Nimm etwa ein Viertel Teelöffel Mineralsalz (Steinsalz) jeden Tag zu dir.
Vermeide koffeinhaltige Getränke wie Kaffee, Tee oder Cola.
Vermeide alkoholhaltige Getränke wie Bier, Wein oder Schnaps.
Für jede Tasse Koffein oder jedes alkoholhaltige Getränk, das du trinkst, solltest du mindestens ein zusätzliches ein großes Glas Wasser trinken.

Ein Tipp:
Morgens vor dem Frühstück trinkt man reines Wasser ohne Zusätze. Untertags schmeckt Wasser mit ätherischen Ölen köstlich, etwa mit Orangen-, Zitronen- oder Pfefferminzöl. Ein Wasserfilter, der basisches, ionisiertes, antioxidatives, elektronenreiches und energetisch aufgeladenes Wasser liefert, ist angeraten.

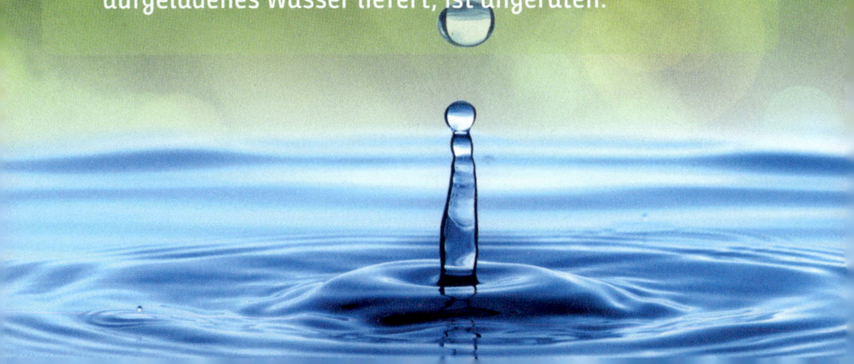

Aminosäuren – unsere Zellbausteine

Aminosäuren sind die lebenswichtigen Bausteine unserer Zellen. Ob **Bandscheiben, Muskelmasse, Knochensubstanz, Haut** oder **Nerven**, sie bilden unsere vier Gewebearten, die alle aus Aminosäureketten aufgebaut sind. Dazu müssen die acht essenziellen, also lebensnotwendigen Aminosäuren, die der Körper nicht selbst herstellen kann, zugeführt werden! Jeglicher Mangel an Aminosäuren zieht Schmerzen und Krankheit nach sich.

Wird das Gewebe durch Überbeanspruchung, Verletzung oder Fehlernährung geschädigt, werden auch die Aminosäureketten großteils zerstört, und es kommt zu **degenerativen Prozessen**, die Schmerz verursachen. Leidest du also Schmerzen aufgrund von **Knochenabnutzungen, Muskelschwund, Hautproblemen** oder an irgendwelchen anderen **Schmerzen**, merke dir *Aminosäuren* vor! Die folgende Gegenüberstellung wird dich gerne zu deinem bevorzugten Aminosäurepräparat greifen lassen, das nicht langsam über den Darm, sondern ohne Umweg in das Blut gelangt und sofort verfügbar ist. Das ist das Produkt der Wahl.

Energiequelle Aminosäuren	Aminosäure-Mangel
Gesunde, lebensfähige Zellen	Schwache Zellfunktion, Müdigkeit
Ein widerstandsfähiges Immunsystem	Ein anfälliges Immunsystem
Wohlbefinden und gute Laune	Erschöpfung, Schwäche, Depression
Gesteigerte Leistungsfähigkeit	Chronische Entzündungsherde
Gesteigerte Gehirnleistung, Denkkraft	Konzentrations- und Gedächtnisstörungen
Muskelkraft und Ausdauer	Muskelschwäche, Muskelabbau
Gesunde Knochen	Knochengewebsrisse, Knochenabbau
Stressresistenz, Unternehmungslust	Zellstoffwechselstörungen (Leber)

Die Aminosäuren bilden bei einer Verletzung, ob **Knochen-, Bänder-** oder **Sehnenverletzungen, Herzmuskelschäden, Epithelverletzungen** sowie Verletzungen jeglicher Art, Eiweißketten, die einen neuen Knochen, eine neue Knorpelmasse formen – oder was auch benötigt wird.

Omega-3-Fettsäuren für Herz und Hirn

Ein ausgewogenes Verhältnis der entzündungshemmenden Omega-3- und entzündungsfördernden Omega-6-Fettsäuren im Körper sind lebensnotwendig für **Gehirn, Muskulatur, Herz** und **Kreislaufsystem,** die **Atemwege, Haut** und andere **Organe.** Sie alle sind direkt von der Versorgung mit essenziellen Fettsäuren abhängig. Das richtige Verhältnis von Omega-3- und Omega-6-Fettsäuren reduziert Entzündungen. Mit einem einfachen Heimtest lassen sich diese Werte ermitteln.

Beta-Glucane: Zunderschwamm für Bindegewebsbrüche

Der Zunderschwamm (*Fomes fomentarius*), der in unseren Wäldern auf Bäumen wächst, wird in einem 100-stündigen Verfahren aus der Zellwand dieses Vitalpilzes hergestellt. Er dient den hilfreichen Darmbakterien als Nahrung und legt sich wie ein „Pflaster" über alle möglichen Gewebebrüche in unserem Körper.[7]

Gewebebrüche:	z.B. Knochen- oder Bandscheiben
Schleimhautbrüche:	z.B. Magen- und Darmschleimhaut, Nasenschleimhaut
Epithelzellenbrüche:	z.B. Krebs

Geschädigte **Magenschleimhäute, Darmwände, Nasenschleimhäute** oder **Bandscheiben** werden so von innen heraus regeneriert. **Darmentzündung** (Colitis ulcerosa, Morbus Crohn, Darmkrebs) entsteht durch eine Verätzung der Epithelzellen des Darms, die durch Sauerstoffradikale verursacht wird, indem diese Elektronen aus dem gesunden Gewebe rauben. **Aneurysmen** (Arterienerweiterung mit brüchigen Gefäßwänden) oder **Infarkte** (Schlaganfall, Herzinfarkt, geschädigte und verengte Blutgefäße) sind die Folge des Elektronenraubs. Der Zunderschwamm beginnt die dadurch verursachten Brüche in den Zellmembranen wieder zu kitten und auszukleiden. Doch nicht alle Zunderschwamm-Produkte sind empfehlenswert. Manche Firmen mahlen den gesamten Schwamm mit Ungeziefer, Sporen und Radioaktivität. Keine gute Wahl.

Der Zunderschwamm enthält 76% Beta-Glucane (Faserstoffe). Im Vergleich dazu hat Gemüse nur 9% Faserstoffe und Roggenmischbrot 6%.

Ätherische Öle unterstützen den Heilungsprozess:

- **Für den Darm: Anis, Fenchel, Koriander, Pfefferminze, das Verdauungsöl**
- **Für die Blutgefäße: Basilikum, Immortelle, Majoran, Ylang Ylang, Zypresse**
- **Für die Leber: Fenchel, Geranie, Immortelle, Kamille, Ledum, Rosmarin**
- **Für die Hormone: Fenchel, Ingwer, Muskatellersalbei, Salbei**

Die lebenswichtigen Vitamine, Mineralien und Spurenelemente

Millionen biologischer Prozesse spielen sich in jeder Sekunde in unserem Körper ab. Sie sind abhängig von den Mikronährstoffen, die es der Zelle erst ermöglichen, gesund zu arbeiten. Wie die Menschen zusammenarbeiten, um das Leben auf der Erde in Gang zu halten – wie die Duftmoleküle in der Pflanze zusammenarbeiten, um ihre volle Wirkung zu entfalten –, so arbeiten die Mikronährstoffe in unseren Zellen zusammen, um sich gegenseitig bei der Ausführung ihrer Arbeit zu unterstützen.

Vielen Menschen kommt es nicht in den Sinn zu fragen (Bluttest), woran ihr Körper Mangel leidet. Jeder Mangel bedeutet Schmerz; und Schmerz lässt uns schneller altern.

Das Sonnenvitamin D3 ist für den Körper ein wichtiger Generator, der die Zelle zu Höchstleistungen antreibt, damit sie viel Energie produzieren kann. Aber Vitamin D3 sollte stets mit dem K-Komplex gemeinsam eingenommen werden, um tätig zu werden. Zusätzlich braucht D3 zur Aktivierung auch ausreichend Magnesium. Besonders wenn du an **Rückenschmerzen** leidest, ist dieser Punkt für dich wichtig zu berücksichtigen, denn **Muskel-Knochen-Schmerzen** werden oft durch einen Mangel an Vitamin D3 verursacht.

Ein Defizit an Vitamin D3 schwächt das **Immunsystem**. **Herz** und **Kreislauf** hängen von diesem Sonnenhormon ab, das auch **Entzündungen** vorbeugt. Aber es kann nur gemeinsam mit dem K-Komplex aktiv werden, das solltest du unbedingt wissen. Diese Tatsache wird von den meisten Gesundheitsexperten nicht erwähnt. Daher ist es notwendig, dass du dich selbst fortbildest und den entscheidenden grundlegenden Gesundheitsregeln auf den Grund gehst!

Ätherische Öle, diese „Postboten“ der Zellen, gehen ungehindert direkt in den Blutstrom. Es ist daher einleuchtend, dass Nahrungsergänzungen gerne mit ätherischen Ölen gemeinsam genommen werden, um diesen „Express-Transport“ zu nutzen.

Es gibt also eine Handvoll essenzieller Nährstoffe, die der Körper für eine gute Gesundheit braucht. Alle diese natürlichen Quellen – wie im Makrokosmos so im Mikrokosmos – sollten sich in deinem Körper in Spurenelementen wiederfinden. Früher hat der Mensch sich von den Früchten der unberührten Erde ernährt. Heute sind unser Gemüse und Obst ihrer Vitalstoffe durch konventionelle Anbaumethoden beraubt und wir müssen die fehlenden Nährstoffe zusätzlich zuführen. Es ist nicht mehr die Frage, ob wir Nahrungsergänzungen zu uns nehmen sollen, sondern welche; denn nicht alle Nahrungsergänzungen halten, was sie versprechen. Orientiere dich an den gesundheitsbezogenen Angaben der Europäischen Behörde für Lebensmittelsicherheit (EFSA).

Wenn du der Zelle gibst, was sie braucht, wärest du sicherlich erstaunt darüber, wie relativ schnell und effektiv sie sich selbst wieder reparieren kann! Woran würdest du das erkennen? Deine Schmerzen lassen nach. Kraft kehrt ein und du findest in deine volle Gesundheit zurück.

Geduld heißt (lat.) *Patientia.*
Mit etwas Geduld und den geeigneten essenziellen Nährstoffen können wir die naturgesetzlichen Vergehen, die wir begangen haben, wieder korrigieren.
Helmuth Matzner

Jeder Schmerz ist ein akuter Elektronenmangel

Ich möchte dir auch auf meiner Webseite einen Überblick[8] zu dem 9-Punkte-Programm geben, damit du sofort damit arbeiten kannst, um deine Schmerzen in den Griff zu bekommen; denn es ist absolut wichtig für jede einzelne Zelle deines Körpers, dass *DU* Bescheid weißt, was sie zu ihrem Überleben braucht!

Wenn du der Zelle nicht zu Hilfe kommst, fällt das Gewebe dem Zelltod anheim. Der Prozess des Abbaus beginnt mit Schmerzen und wird schließlich oft zu einer lebensbedrohlichen Krankheit. Wir können diesen Prozess stoppen, wenn wir wissen, wie wir uns selbst helfen können. Du wirst diese Information, die für dich lebensrettend sein kann, weder in Gesundheitsmagazinen lesen noch im Fernsehen sehen noch von den Medizinexperten erhalten.

Jedes ätherische Öl, das du verwendest, profitiert zusätzlich von einer lebensfähigen Zelle!

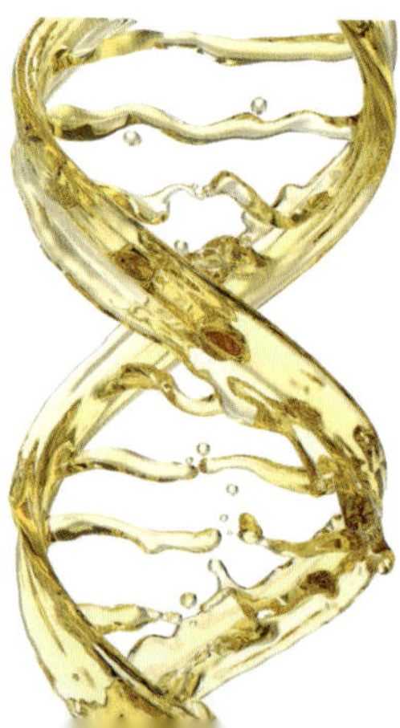

Das Ziel: Jeden Tag besser und besser

Eine schnelle Gesundheits-Checkliste

Markiere in der folgenden Tabelle die essenziellen Nährstoffe, die du deinem Körper bereits täglich zuführst:

✓	**Meine tägliche Gesundheits-Routine**
	Viel reines Wasser vor dem Frühstück (1-2 Liter)
	3 TL Zunderschwamm in Flüssigkeit (über den Tag verteilt)
	Die acht essenziellen Aminosäuren (je mehr Schmerzen, desto mehr brauchst du)
	Sonnenvitamin D3 mit K-Komplex (zusammen eingenommen)
	Vitamine, Mineralien, Spurenelemente
	Omega-3-Fettsäuren täglich
	Viel Gemüse, etwas Obst
	Morgens/abends je 10 Tropfen eines Zitrusöls auf die Fußsohlen

Wie sieht deine Checkliste aus?

Der Plan: Von Schmerz zu Schmerzfreiheit

Manche Leute erzählen mir, dass sie „ohnehin schon zehn Jahre lang“ diese acht essenziellen Aminosäuren, Omega-3-Fettsäuren oder D3-Vitamine zu sich nehmen. Dann frage ich erstaunt: „Und warum bist du noch nicht gesund?“ Wenn du also bereits eine lange Zeit „ohnehin schon“ Nahrungsergänzungen zu dir nimmst, frage dich, warum du dich nicht besser fühlst, warum du womöglich vor einer Operation stehst, warum du immer noch Schmerzen hast. Irgendetwas stimmt da mit deinen Vitaminpillen und anderen Nahrungsergänzungen nicht.

Es ist leider eine Tatsache, dass Pillen aller Art oft unverdaut durch den Körper gehen und ausgeschieden werden. Kanalarbeiter können davon ein Lied singen. Viel Geld wird mit Nahrungsergänzungen einfach die Toilette hinunter in unser Grundwasser gespült, weil sie vom Körper nicht aufgenommen werden können.

Wenn deine Bemühungen mit bestimmten Gesundheitsprodukten nicht fruchten, dann hat das einen bestimmten Grund. Finde ihn heraus!

Bewegung, denn „stehendes Wasser verfault“

Jeder Gesundheitsexperte motiviert zu Bewegung. Warum brauchen wir Bewegung? Um die Lymphe in Schwung zu bringen. Dazu braucht es keinen Spitzensport, und auch Bewegungsmuffel können für sich einen einfachen Weg finden, sich zu bewegen. Es genügt schon regelmäßiges Spazierengehen mit Wanderstöcken, Bewegungsübungen mit Musik oder Yoga. Gesund ist das Trampolinspringen, besonders wenn man bedenkt, dass „stehendes Wasser verfault". Einfache Bewegungen sind auch für ältere Leute möglich.

Ätherische Öle unterstützen die Regeneration, schenken Motivation und Antriebskraft und unterstützen die Atmung.

Hilfsmittel zur Anwendung bei Schmerzen

Geeignete Schmerztherapien für jeden Patienten:

- Wenn du bettlägerig oder aus anderen Gründen nicht imstande bist, Bewegungen zu machen.
- Wenn du deine Mikrozirkulation anregen willst.
- Wenn du deine Schmerzen auf der Schwingungsebene zusätzlich behandeln möchtest.
- Wenn du deinen Nacken- und Rückenschmerzen mit einfachen Übungen und Massage entgegenwirken willst.
- Oder wenn du dich professionell behandeln lassen möchtest.

Das Dr. Alfen Zentrum

Dr. Florian Maria Alfen, MD, PhD, (praxis@dr-alfen.de), einer der renommiertesten Ärzte weltweit, hat eine Rückentherapie mithilfe eines speziellen Gerätes entwickelt, das die Rückenmuskulatur derart stärkt, dass sich mehr als 90% aller Bandscheibenoperationen erübrigen.[9]

Die physikalische Gefäßtherapie:

- Ein Medizinprodukt in Heimanwendung.[10]
- Unterstützt die Selbstregulation und die Selbstheilungskräfte des Organismus.
- Stimuliert die Durchblutung durch verbesserte Mikrozirkulation.
- Verbessert die Reizleitung der Nerven.

Die Magnet-Therapie:

Lerne die Grundlagen, Heilwirkungen und Anwendungsmöglichkeiten mit Magneten. Doch Achtung: Ein Magnet hat einen Plus- und Minuspol. Der Pluspol führt Energie zu, der Minuspol zieht Energie ab. Je nach Symptom ist daher der richtige Pol aufzulegen, andernfalls fügst du dir mehr Schaden als Nutzen zu.

Infrarot-Wärmelampe, Infrarot-Kabine:

Bei Verspannungen und Muskelschmerzen.

Der Frequenz-Generator:

Eine Weltneuheit in angewandter Quantenphysik und Epigenetik, mit verschiedenen Schmerzprogrammen.[11]

Training der Nacken- und Rückenmuskulatur

Lasse dir von einem Osteopathen ein paar einfache Rückenübungen zur Schmerzbekämpfung zeigen. Ich finde den Youtube Channel dieser Klinik hilfreich.[12]

Elektrosmog-Harmonisierung

Die Störfelder und Strahlenbelastungen durch Handy, Handymasten, WLAN und unsere Elektrogeräte führen bei manchen Menschen zu Elektrohypersensitivität, einer Krankheit, die Kopfschmerzen, Schlafprobleme, Übelkeit, Energielosigkeit und mehr mit sich bringt. Lasse dir eine Elektrosmog-Analyse machen.*

Das CBD-Öl – der Entzündungshemmer:

Der heilsame Teil der Hanfpflanze – CBD – ist stark entzündungshemmend. Obwohl kein ätherisches Öl, ist das CBD-Öl feiner als ein ätherisches Öl, aber feiner als ein Pflanzenöl (z.B. Sonnenblumen- oder Olivenöl). Es wird als beliebter CBD-Muskel-Balsam mit ätherischen Ölen wie Kampfer, Gewürznelke, Immortelle, Zitrone, Pfefferminze, Teebaum und Wintergrün eingesetzt und schenkt ein wohltuendes Heiß/Kalt-Gefühl (durch Menthol).

Die Aroma-Massage:

Die Regulierung der Schmerzleitung erfolgt im Gehirn durch Endorphine und das Hormon Serotonin, das als Neurotransmitter (Botenstoff) im Zentralnervensystem und anderen Organsystemen dient.[13] Ätherische Öle beeinflussen den Schmerzprozess. Sie werden bei einer Massage über die Haut aufgenommen und haben eine wohltuende und vielfach unterstützende Wirkung. Bei empfindlicher Haut ist eine 0,5%-Mischung empfohlen. (Für das Mischverhältnis siehe die *Richtlinien zur sicheren Anwendung ätherischer Öle* im Anhang.)

---

* Elektrosmog-Analyse: www.marcushoelzl.com/harmonisierung

- Ätherische Öle begünstigen eine Entstauung des Gewebes (Lymphflüssigkeit).
- Sie steigern das Immunsystem (verstärkte Antikörperbildung).
- Ätherische Öle beruhigen.
- Sie lindern den Schmerz durch Ausschüttung von Endorphinen.
- Sie regen den Kreislauf an.
- Der Duft gleicht die Hormonproduktion aus.
- Ätherische Öle sind reiche Elektronenspender, um zerstörerische Sauerstoffradikale zu neutralisieren.

Krankheiten befallen uns nicht aus heiterem Himmel,
sondern entwickeln sich aus täglichen Sünden wider die Natur.
Wenn sich diese gehäuft haben, brechen sie unversehens hervor.
Hippokrates

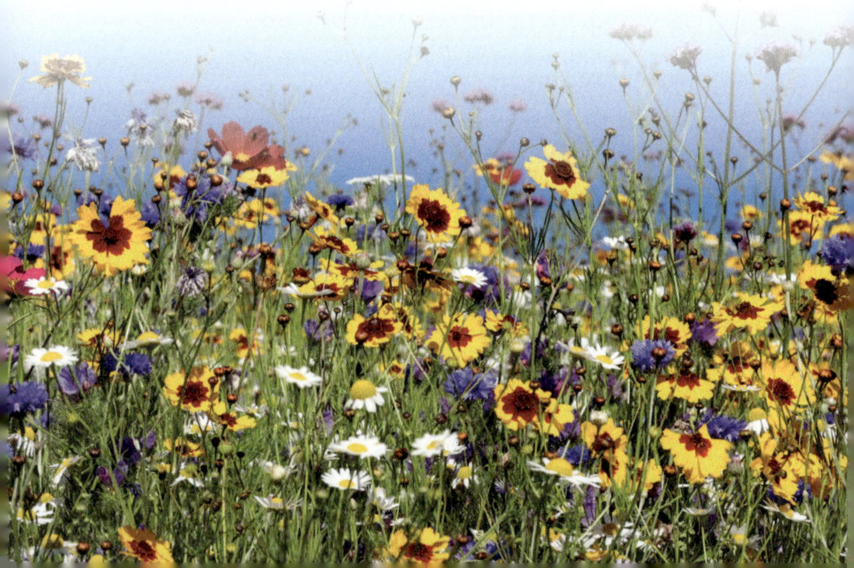

Entzündungen – Ausgangspunkt vieler Schmerzen

Entzündung: Das Immunsystem greift ein

Die Zelle in Alarmbereitschaft

Eine Entzündung ist immer eine Antwort des Immunsystems auf Krankheitserreger oder Giftstoffe, die aus dem Gewebe entfernt werden müssen. Wenn die Zellen durch die Nozizeptoren in Schmerzalarmbereitschaft versetzt werden, kommt es im Gewebe zu neurogenen Entzündungen, die durch Bakterien, Mangelernährung, chemische Giftstoffe, hormonelles Ungleichgewicht oder körperliche Verletzungen verursacht sein können. Eine Entzündung zeigt sich durch Rötung, Wärme, Schwellung und Schmerz. Tumore entstehen alle über Entzündungen.

Omega-3-Fettsäuren sind bekannte Entzündungshemmer. Auch Vitamin D3, das CBD-Öl und bestimmte stark entzündungshemmende ätherische Öle treten Entzündungen entgegen:

Entzündungshemmende ätherische Öle

Deutsche Kamille enthält Azulen, eine blaue chemische Verbindung mit höchst entzündungshemmenden Eigenschaften.

Ob Gelenksteife, Muskelprobleme, Abszesse, Asthma oder Allergien, das Kamillenöl schenkt seine lindernde Kraft, um Entzündungen entgegenzuwirken.

Pfefferminze ist ebenfalls stark entzündungshemmend. Bei Entzündungen des Rachenraums und der Atemwege wird Pfefferminzöl als Dampfinhalation verwendet. Zur äußerlichen Anwendung bei Rheuma oder Hautreizungen wie Schleimbeutelentzündung lindert das kühlende Pfefferminzöl die Beschwerden. Auch Nervenentzündungen profitieren von einer erfrischenden Pfefferminzöl-Behandlung.

Copaiba ist ein lieblich mildes Öl, das zugleich die stärkste entzündungshemmende Wirkung aller ätherischen Öle aufweist. Es bietet Unterstützung bei Muskelkater und Verspannungen wie auch bei Entzündungen der Atemwege und allen anderen entzündlichen Beschwerden.

Andere entzündungshemmende ätherische Öle sind **Fichte, Gewürznelke, Immortelle, Weihrauch, Wintergrün** oder **Zypresse.**

Spezielle Öle für verschiedene Entzündungssymptome

Verschiedene Arten von Entzündungen sprechen auf unterschiedliche ätherische Öle besonders an:

Myrrhe und **Immortelle** unterstützen bei Entzündungen durch Gewebe- und Kapillarschäden sowie Blutergüsse.

Römische Kamille und **Lavendel** eignen sich bevorzugt bei Entzündungen durch bakterielle Infektionen.

Ravensara, Ysop und **Thymian** werden bei Entzündungen verwendet, die durch virale Infektionen verursacht sind.

Ein entzündungshemmendes Rezept

- 10 Tropfen Tanne
- 6 Tropfen *Melaleuca alternifolia*
- 4 Tropfen deutsche Kamille
- 2 Tropfen Pfefferminze
- 2 Tropfen Zitronengras

Anwendung:
Äußerlich: 50:50 Verdünnung; 2-4 Tropfen auf den entzündeten Bereich auftragen und sanft einmassieren. Kompresse, kühl, 1-3 mal täglich nach Bedarf.
Innerlich: Ein Tropfen mit der Nahrung oder aufgefüllt mit reinem Pflanzenöl in einer Kapsel, zweimal täglich zu sich nehmen.
(**Achtung:** Ätherische Öle zur inneren Anwendung müssen auf dem Fläschchen als Nahrungsergänzung und zum Konsum geeignet gekennzeichnet sein.)

Wenn der Schmerz immer wiederkehrt …

Hören wir nicht auf unsere Schmerzen, werden wir aus dieser Schmerzerfahrung auch keinen Nutzen ziehen und wohl noch öfters dieselbe Erfahrung wiederholen müssen – und zwar so lange, bis wir die Lektion gelernt haben. (Wir binden uns immer wieder an den falschen Partner, ecken ständig bei Meinungsverschiedenheiten an, schlucken so lange die Schmerzpille, bis sie eines Tages nicht mehr wirkt.)

Das heißt, der Schmerz kommt immer wieder, bis es uns einmal zu dumm wird und wir hinschauen. Manchmal ist der Schmerz lebensbedrohlich, sodass wir hinschauen müssen. Wir beginnen, aus unseren Lebensumständen zu lernen und schreiben das neu erworbene Wissen, den Grund für unsere Schmerzen, in jede einzelne unserer Zellen am Genom fest, indem wir ausgediente Glaubenssätze überschreiben. Die Schalter der Gene, Methylgruppen genannt, schalten nun die überholte Information aus (Schmerz weg) und die neue Information (Gesundheit) ein. Manchmal fehlen auch Methylgruppen am Genom, die aber durch neue Erkenntnisse gesetzt werden können und fortan unseren Zellen als Leitlinie dienen.

Ätherische Öle sind überreiche Methylspender!

Das Wunder unseres Lebens besteht darin, dass wir selbst als *unendlicher, ewiger Geist* die einzigartige Fähigkeit besitzen, unser Leben nach unseren eigenen Vorstellungen zu gestalten. Alle Menschen leben und handeln nach ihrem Bewusstseinsstand. Wenn die meisten von uns nicht wissen, dass sie ihr Schicksal in ihre eigene Hand nehmen können, schützt dies nicht vor den Folgen. Arm oder reich, krank oder gesund sind lediglich Erfahrungen, die auf unseren Genen einmal aktiviert wurden und seither für uns sozusagen automatisch ablaufen.

Sobald wir erkennen, dass wir unsere Zukunft aktiv gestalten können, sind wir der „Konzertmeister unseres Genklaviers”[*]. Wir setzen die gewünschten Akkorde und spielen unsere eigene Lebenssymphonie, so wie Beethoven, der – obwohl gehörlos – seine unvollendete 10. Symphonie in die Tasten schmetterte. Dein Körper hört zu und reagiert darauf.

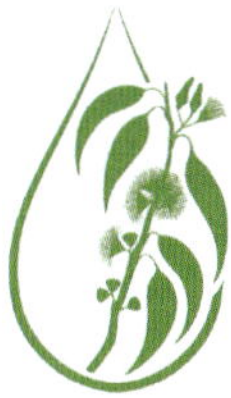

„Verunreinigen Sie Ihren Körper nicht mit Giftstoffen, weder durch Essen, Trinken noch durch toxische Emotionen. Ihr Körper ist nicht nur ein Unterhaltungssystem des Lebens. Es ist das Fahrzeug, das Sie auf die Reise Ihrer Entwicklung mitnimmt.

Die Gesundheit jeder Zelle trägt direkt zu Ihrem Wohlbefinden bei, denn jede Zelle ist ein Punkt des Bewusstseins innerhalb Ihres Bewusstseinsfeldes."

— Deepak Chopra

* Dr. Marcus Hölzl, www.marcushoelzl.com

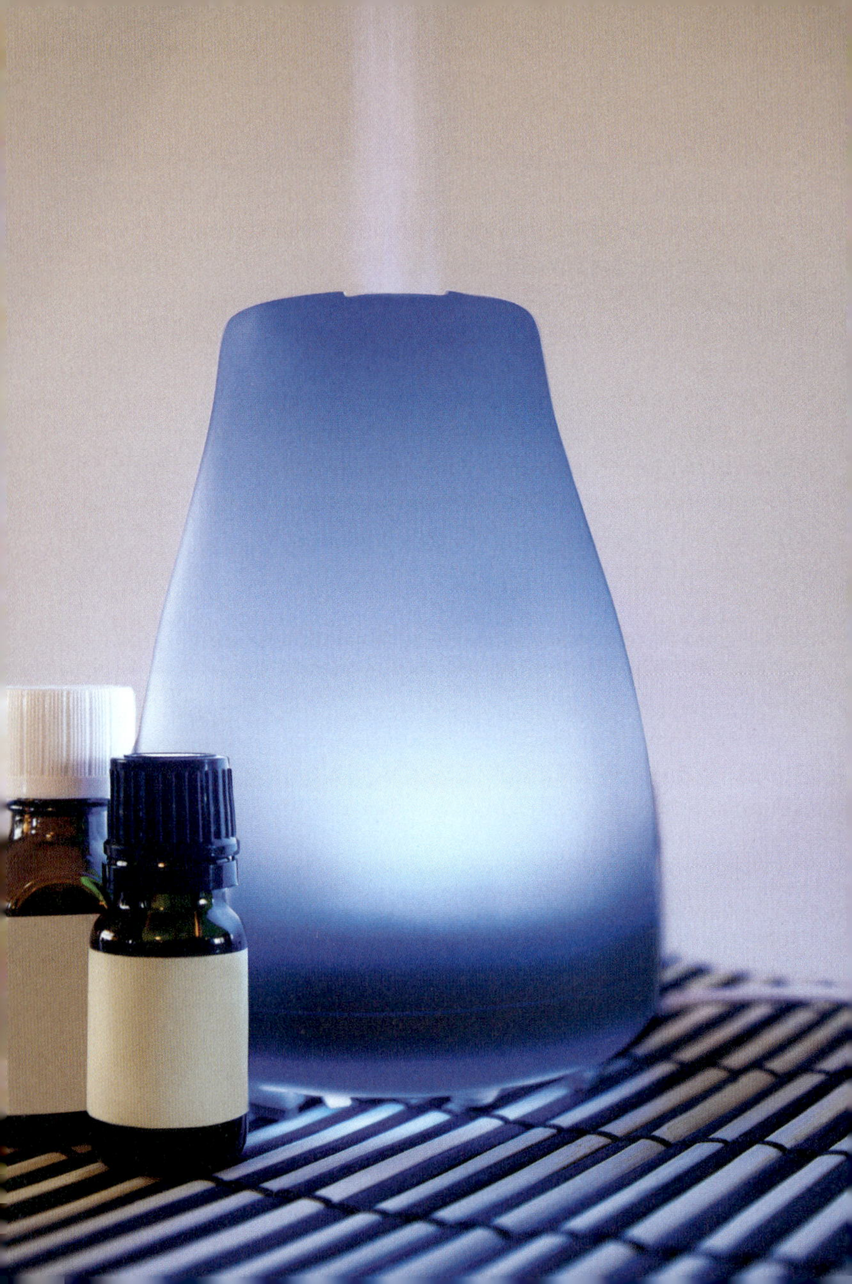

Von Kopf bis Fuß mit Duftmedizin umsorgt

Im Folgenden findest du einige Geschichten von glücklichen Öle-Anwendern, die erzählen, wie ätherische Öle ihnen – oft auf wunderbare Weise – mit ihren Schmerzen geholfen haben. Auch eine Reihe von Schmerzrezepten findest du hier.

Das Gehirn und das Nervensystem

Das Gehirn

Bewusstsein im Hier und Jetzt *oder* auf der Flucht

Kopfschmerzen, Migräne:

Basilikum, Immortelle, Römische Kamille, Lavendel, Majoran, Pfefferminze

Ich nehme meine Migräne-Schmerzmittel nicht mehr

Donna erzählt: „Ich litt seit meiner Schulzeit an Kopfschmerzen und Migräne und habe deswegen etliche Ärzte konsultiert und Tests gemacht, immer mit der gleichen Diagnose: Migräne. Ich musste starke Migräne-Medikamente nehmen, nur um einigermaßen zu funktionieren.

Eines Tages habe ich jedoch begonnen, mit Pfefferminz- und Lavendelöl zu experimentieren. Noch bevor die Kopfschmerzen und Migräneanfälle akut wurden, massierte ich Pfefferminzöl kräftig auf meinen Hals. Ich machte mir eine Ölmischung aus einem Tropfen Pfefferminze und drei Tropfen süßem Mandelöl und massierte damit die Stirn, unter der Nase, hinter den Ohren, Brust und Nacken ein. Dann atmete ich etwa zwei Minuten lang den Duft von meinen Händen ein, schloss dabei die Augen und entspannte mich.

Meine Kopf- und Nackenschmerzen verschwanden jedes Mal relativ rasch, und ich hatte das Gefühl, dass sich meine Atemwege öffneten und mehr Sauerstoff in mein Gehirn kam. Danach massierte ich noch zwei Tropfen Lavendelöl auf meine Stirn und atmete den Duft tief ein. Das sanfte Aroma ließ mich gründlich entspannen und abends rasch einschlafen.

Ich habe bemerkt, dass meine Kopfschmerzen immer dann zurückkehren, wenn ich meine Augen, etwa bei der Computerarbeit, überanstrenge. Dann mache ich zur schnellen Linderung meine Massage mit Pfefferminze und Lavendel. Jetzt brauche ich keine Migräne-Medikamente mehr."

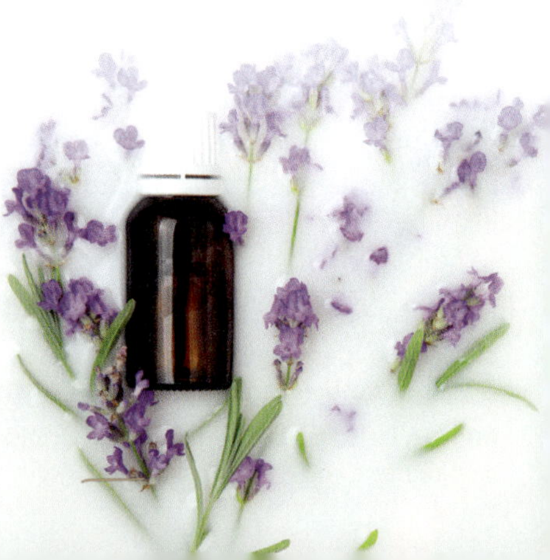

Das Nervensystem

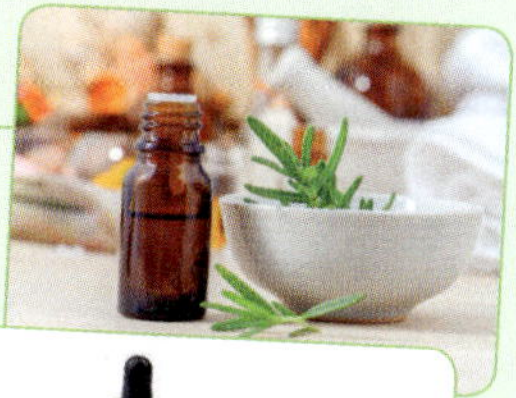

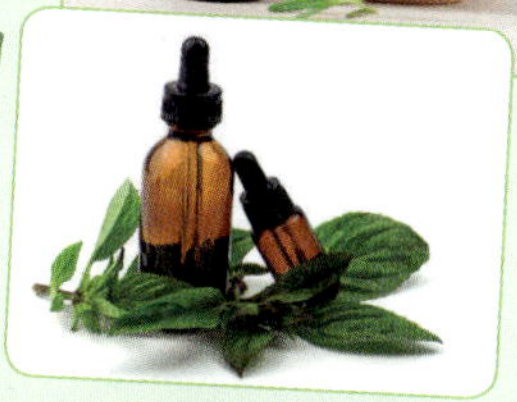

Bewusstwerdung oder Misstrauen

Eine Multiple Sklerose-Ölmischung

- 10 Tropfen Immortelle
- 10 Tropfen Pfefferminze
- 10 Tropfen Rosmarin
- 5 Tropfen Basilikum

Anwendung:

Inhalation: Aus dem Fläschchen mehrmals täglich, Aroma-Diffuser mehrmals täglich.

Äußerlich: Verdünnung 50:50, 1-3 Tropfen auf Stirn, Schläfen und hinter das Ohr. Einige Tropfen auf die Wirbelsäule geben und mit einer Bürste kräftig von oben nach unten bürsten.

ACHTUNG: Vermeide unbedingt warme Kompressen. Verwende ausschließlich kühle Kompressen.

Mamas Linderung von Parkinson-Symptomen

Christine erzählt: „Meine Mutter leidet seit Jahren an der Parkinson-Krankheit und kann nun nicht mehr selbstständig leben. Ich habe mich schon immer für ätherische Öle und Naturheilkunde interessiert. Meine Recherchen zu ätherischen Ölen führten mich schließlich zu einem Rezept, das für meine Mutter erstaunliche Ergebnisse lieferte: Sie fühlt sich besser, hat mehr Energie, sie kann aufrechter stehen und wir haben ihr Zittern reduziert und schließlich ganz beseitigt.

Das Erstaunliche dabei war, dass wir sofort Ergebnisse beobachten konnten: Die Neuropathie in ihren Beinen dauerte nur einige Tage an, und die anderen Verbesserungen, wie mehr Energie und weniger Zit-

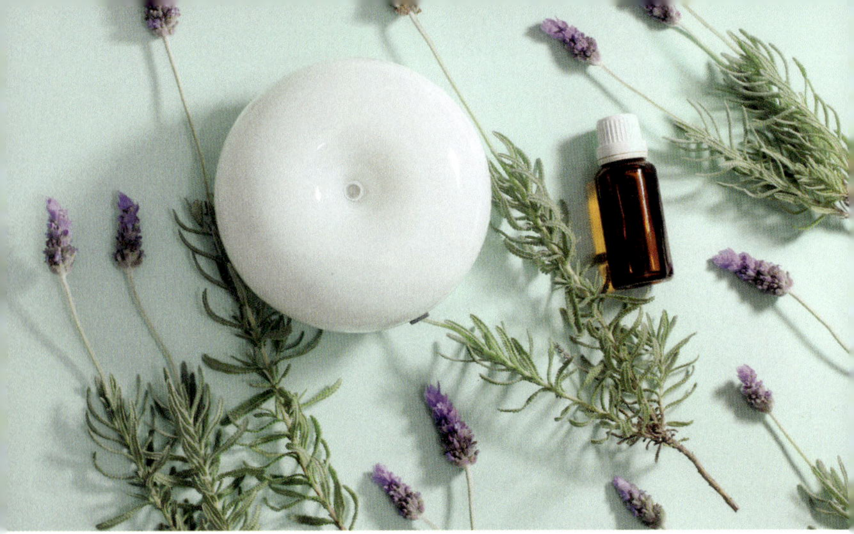

tern, zeigten sich in etwa einer Woche. Für beste Ergebnisse wenden wir diese Öle folgendermaßen an:

1. Einige Tropfen von jedem Öl in der folgenden Reihenfolge auftragen – Weihrauch, Vetiver, Römische Kamille, Zedernholz – und zwischen den Halswirbeln, an den Handgelenken und auf die Fußsohlen einreiben. Dies ist normalerweise nur einmal am Tag morgens nötig, es sei denn, das Zittern ist offensichtlich, dann trage ich die Öle auch zwischendurch noch einmal auf.
2. Die Schmerz-Ölmischung (siehe die Liste Ölmischungen im Kapitel *Die Hausapotheke der Natur*) gemischt mit Massageöl auf die Schmerzstellen reiben. Ich verwende Kokosöl für Mamas Knöcheln, Beine und Knie bei Neuropathie, und zwar abends, etwa eine Stunde vor dem Schlafengehen.
3. Lavendelöl im Diffuser verneble ich die meiste Zeit des Tages.

Es ist ein Wunder, was die Öle für meine Mama bewirkt haben."

Das Verdauungssystem

Der Darm

Selbstvertrauen und innere Stärke *oder* Auflehnung und Nicht-Loslassen-Können

Blinddarmentzündung ließ einen erwachsenen Mann weinen

Mary berichtet von einer Erfahrung mit ihrem neunzehnjährigen Enkelsohn:

„Er rief mich von seiner Arbeit aus an, um mir mitzuteilen, dass er schreckliche Schmerzen auf der rechten Seite habe, und bat mich, nach Symptomen einer möglichen Blinddarmentzündung zu suchen. Ein paar seiner Symptome passten zusammen. Abends hatte er dann so starke Schmerzen, dass er glaubte, in die Notaufnahme gehen zu müssen. Aber stattdessen kam er direkt zu mir nach Hause. Er kam zur Haustür herein, krümmte sich und weinte, weil er solche Schmerzen hatte.

Ich wollte wissen, wo der Schmerz genau saß, und er legte seine Hand über den Bereich der Gallenblase. So suchte ich in meinem Öle-Lexikon schnell nach Ölen für die Gallenblase und schnappte mir das Orangen- und Zitronenöl. Ich gab von jedem zwei bis drei Tropfen auf die von ihm bezeichnete Stelle. Es brannte, war aber erträglich. Es heißt ja, dass Öle manchmal heiß werden, wenn sie arbeiten.

Als Nächstes holte ich mir das Pfefferminzöl, und zwar aus drei Gründen: 1. Es hilft gegen Schmerzen. 2. Es wirkt fiebersenkend, indem es einen kühlenden Effekt hat. 3. Es verstärkt die Wirkung der anderen Öle.

Dann, ich schwöre es, sagte er nach ungefähr einer Minute, die Schmerzen hätten nachgelassen. Also warteten wir und warteten und warteten, doch die Schmerzen kamen nicht zurück. Er ging schließlich nach Hause, und als ich nach einer Stunde nachfragte, waren seine Schmerzen um 80% besser. Am nächsten Morgen rief ich ihn an, und er sagte, es gehe ihm gut, er sei wieder ‚normal'. Beeindruckend!"

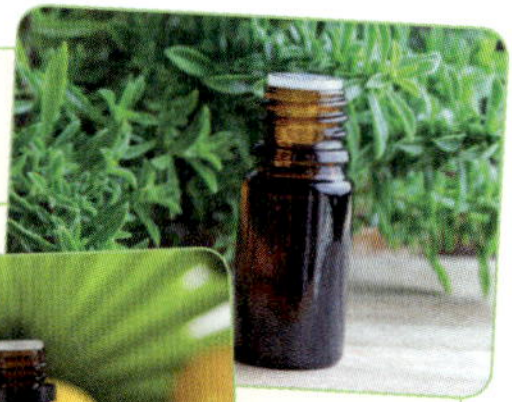

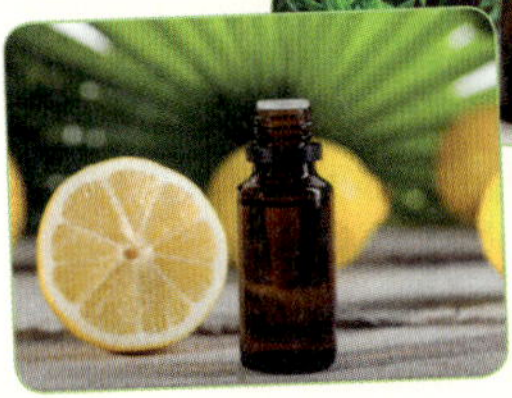

Der Magen

Zufriedenheit oder Ärger

Magen – Entgiftung

- 4 Tropfen Zitrone
- 3 Tropfen Bohnenkraut
- 2 Tropfen Oregano

Anwendung:
Äußerlich: 50:50 mit reinem Pflanzenöl mischen und auf den Magen reiben.

Die Bauchspeicheldrüse

Die Süße des Lebens *oder* Stress und Überlastung

Diabetes mellitus Typ 2:

Dille, Fenchel, Gewürznelke, Koriander, Rosmarin, Zimt, Zypresse, Antimikrobielle Ölmischung, Drüsenöl, Leberöl, Verdauungsöl

Diabetes mellitus Typ 2 ist durch einen schweren Aminosäure-Mangel verursacht, der durch Zuckerkonsum hervorgerufen wurde. „Dabei könnte man diese Krankheit in etwa sechs Monaten mit einer guten Ernährung, zum Beispiel mit dem „*9-Punkte-Programm nach Helmuth Matzner*“, ganz leicht in den Griff bekommen.“

Ölmischung zur Cholesterinreduktion

- 2-5 Tropfen Rosmarin
- 5 Tropfen Römische Kamille
- 3 Tropfen Immortelle
- 5 Tropfen Zitronengras

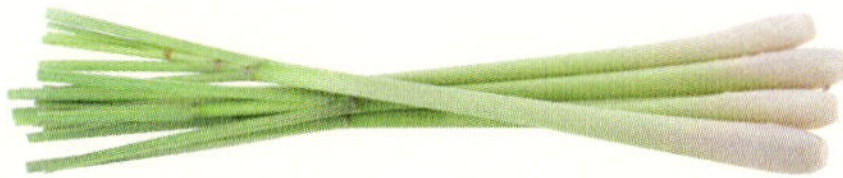

Anwendung:

Äußerlich: 50:50 mit reinem Pflanzenöl mischen; 2-4 Tropfen mehrmals täglich auf die Pulsstellen auftragen (Handgelenke, Ellbogeninnenseite, Hals). Man verreibt auch 6-10 Tropfen mehrmals täglich entlang der Wirbelsäule. Eine Körpermassage mit dieser Ölmischung zweimal wöchentlich ist angeraten.

Innerlich: Diese Öle (in Nahrungsmittelqualität) können auch täglich mit Flüssigkeit zu sich genommen werden.

Die Leber

Antrieb und Dynamik *oder* tiefe Trauer

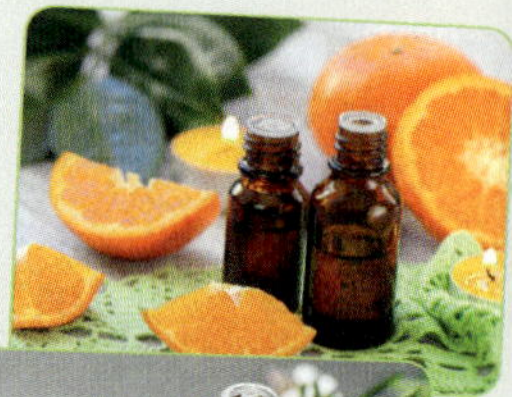

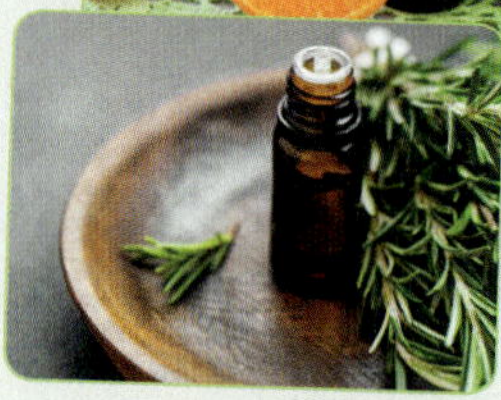

Ölmischung für die Leber

- 2 Tropfen Kamille
- 3 Tropfen Immortelle
- 10 Tropfen Orange
- 5 Tropfen Rosmarin

Ölmischung für die Gallenblase

- 2 Tropfen Römische Kamille
- 2 Tropfen Deutsche Kamille

Anwendung:

Innerlich: In Kapseln oder Reismilch mehrmals täglich einnehmen.

Äußerlich: Warme Kompresse über die Leber auflegen. 1-3 Tropfen auf die Leberpunkte der Fußreflexzonen auftragen und einmassieren.

Leberzirrhose

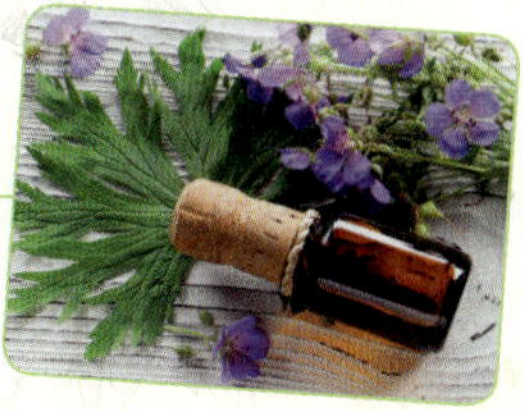

- 2 Tropfen Nelke
- 2 Tropfen Grapefruit
- 1 Tropfen Geranie
- 1 Tropfen Rosmarin
- 1 Teelöffel Trägeröl (z.B. Olivenöl)

Anwendung:

Äußerlich: Man trägt die Mischung ein- bis zweimal täglich äußerlich auf den Leberbereich auf.

Die meisten Lebererkrankungen haben sich über lange Zeiträume entwickelt, und der Wiederaufbau erfordert konsequente Anwendung und Geduld.

Die Niere

Lebens- und Willenskraft *oder* Sich-treiben-lassen

Nierenkompresse:

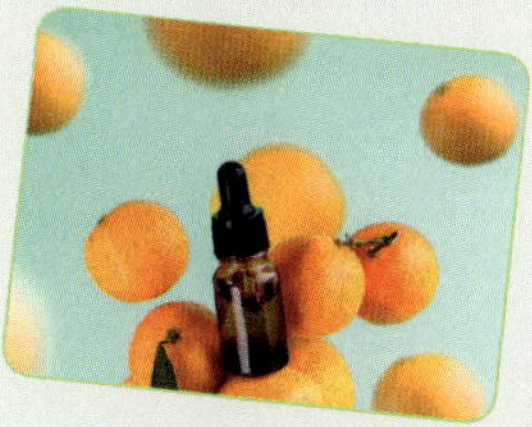

- 5 Tropfen Wacholder
- 5 Tropfen Mandarine
- 3 Tropfen Geranie
- 1 Tropfen Immortelle (Helichrysum)

Nierenstein-Trank 1:

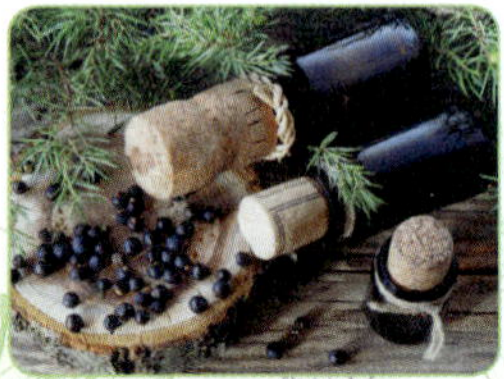

- 5 Tropfen Rosmarin
- 5 Tropfen Geranie
- 5 Tropfen Wacholder
- 1 Teelöffel Blauer Agavennektar
- 1/4 l warmes destilliertes Wasser

Nierenstein-Trank 2:

- 2 Teelöffel natives Olivenöl
- 1/4 l biologischer Apfelsaft

Das sensorische System

Die Atmung – Lungen und Bronchien

Lebensfrohe Selbstentfaltung *oder* Kummer und Leid

Bronchitis-Ölmischung

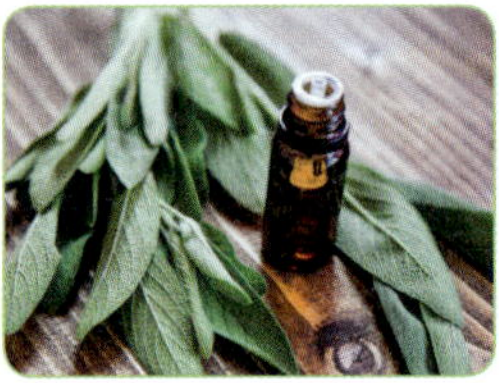

- 2 Tropfen Salbei
- 4 Tropfen Myrrhe
- 5 Tropfen Nelke
- 6 Tropfen Ravensara
- 15 Tropfen Weihrauch

Anwendung:

Äußerlich: 20:80 Verdünnung (ein Teil ätherisches Öl, vier Teile reines Pflanzenöl); nach Bedarf 2-6 Tropfen auf Nacken und Brust auftragen; eine warme Kompresse auf Brust, Nacken und oberen Rücken auflegen; die Lungenpunkte der Fußreflexzonen massieren; wenn nötig stündlich gurgeln.

Inhalation: Mehrmals täglich direkt aus dem Fläschchen riechen und den Aroma-Diffuser verwenden und dabei die Öle oder Ölmischungen variieren. Auch nachts diffundieren.

Retention: Rektal, nachts 20 Tropfen mit 1 EL Olivenöl mittels Syringe einführen, über Nacht behalten, 2-3 Tage wiederholen.

Erkältungsmischung

- 2 Tropfen Zitrone
- 4 Tropfen *Eucalyptus radiata*
- 5 Tropfen Rosmarin
- 4 Tropfen Pfefferminze
- 3 Tropfen Zypresse

Anwendung:

Inhalation: Direkt einatmen; im Aroma-Diffuser vernebeln

Innerlich: Als Sirup einnehmen; gurgeln

Äußerlich: 50:50 mit reinem Pflanzenöl verdünnen und je 1-3 Tropfen auf Stirn, Nase, unteren Halsbereich, Brust- und oberen Rückenbereich auftragen; Reflexzonenpunkte an Füßen massieren; Badesalz (die ätherischen Öle in einer halben Tasse Salz oder Speisesoda (Natron) einrühren und dem Badewasser zugeben).

Ölmischung bei Lungenentzündung

- 10 Tropfen Rosmarin *CT cineol*
- 8 Tropfen Ravensara
- 8 Tropfen Weihrauch
- 2 Tropfen Oregano
- 2 Tropfen Pfefferminze

Anwendung:

Äußerlich: 20:80 oder 1:4 verdünnen; davon 2-6 Tropfen auf Nacken und Brust reiben; eine wohltemperierte Kompresse auf Brust, Nacken und oberen Rücken auflegen; die Fußreflexzonen der Lunge massieren.

Innerlich: Zwei Kapseln pro Tag für zehn Tage einnehmen (Öle müssen zum Verzehr zugelassen sein.).

Inhalation: Direkt aus Fläschchen, mittels Diffuser mehrmals täglich; auch nachts den Diffuser laufen lassen; Dampfinhalation.
Retention: Rektal, nächtlich; 20 Tropfen mit einem EL Olivenöl mischen, mittels Syringe einführen, über Nacht behalten, fünf bis zehn Tage nach Bedarf.

Das visuelle System

Das Auge

Das Licht der Seele strahlt Freude aus *oder* versinkt in Trauer

Makuladegeneration

- 5 Tropfen Weihrauch
- 5 Tropfen Rosmarin
- 5 Tropfen Zypresse
- 1 TL reines Pflanzenöl

Anwendung:
Äußerlich: 1-2 Tropfen in großem Bogen um das Auge reiben. (Nicht in die Augen bringen!) Ein Roll-on ist eine einfache Möglichkeit, die Öle aufzutragen.

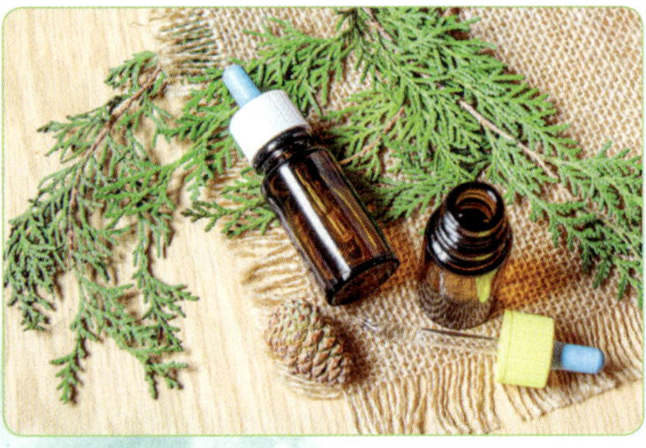

Das Skelett und Muskelsystem

Die Wirbelsäule

Innerer Halt und Stütze *oder* Mutlosigkeit und Leid

Rückenschmerzen

- 5 Tropfen Muskatellersalbei
- 5 Tropfen Lavendel
- 5 Tropfen Kamille

Anwendung:
Unverdünnt 2-4 Tropfen auf die Schmerzstelle auftragen; wenn keine Entzündung vorliegt, eine warme Kompresse auflegen.

Palo Santo Öl hat bei Wirbelsäulenschmerzen geholfen

Regina erzählte: „Meine Schwiegermutter hatte starke Schmerzen im unteren Rückenbereich. Der Arzt sprach von einer Operation. Es war traurig, sie so leiden zu sehen. Ich gab ihr mein Palo Santo Ölfläschchen und riet ihr, sich mit ein paar Tropfen davon täglich einzureiben. Gleichzeitig mit dem Öl begann sie auch mit einer Inversionsbank zur Entspannung der Rückenmuskulatur zu arbeiten. Sie sprach davon, wie gut die Liege ihr half, erwähnte aber nie das Öl. Dann hörte sie ganz auf, das Öl zu benutzen und verließ sich ausschließlich auf ihre Autotraktionsliege. Die Schmerzen wurden schlimmer.

‚Ist die Besserung doch durch das Öl gekommen', muss meine Schwiegermutter wohl gedacht haben, denn sie griff wieder nach dem Öl und begann ihren unteren Rücken täglich damit einzureiben. So bestellte ich ihr noch ein Fläschchen Palo Santo Öl, und als ich es ihr gab, sagte sie unter Tränen: ‚Weißt Du, dieses Öl ist ein echtes Wunder für mich. Immer, wenn ich es auftrage, lässt der Schmerz nach. Und jetzt kommt er nur mehr gelegentlich zurück.'

Zwar ist meine Schwiegermutter noch nicht ganz schmerzfrei, aber es ist ja erst einen Monat her, dass sie das Palo Santo Öl verwendet! Sie steht ganz normal auf und geht wieder, und wir dachten schon, wir müssten ihr einen Rollstuhl besorgen." Regina ist von Herzen dankbar für diese Öle, die kleinen Wunderhelfer der Natur!

Verspannungen

- 5 Tropfen Basilikum
- 5 Tropfen Majoran
- 3 Tropfen Lavendel

Anwendung:
Äußerlich: 50:50 verdünnen, 4-6 Tropfen auf die Verspannung auftragen und einmassieren; Kompresse

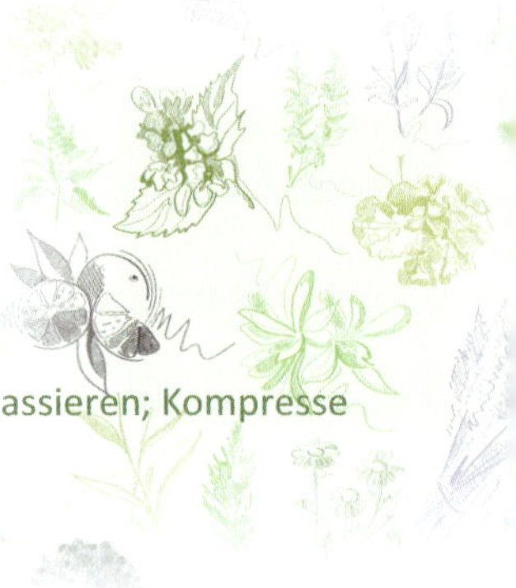

Hals, Nacken, Schultern

Flexibilität und Urvertrauen *oder* Starrsinn und Ängste

Rezept: Steifer Nacken	Rezept: Nackenschmerzen
· 5 Tropfen Basilikum · 5 Tropfen Majoran · 3 Tropfen Lavendel	· 2 Tropfen Immortelle · 10 Tropfen Wintergrün · 8 Tropfen Zypresse · 15 Tropfen Basilikum · 4 Tropfen Pfefferminze
Anwendung: Äußerlich: 50:50 verdünnen und davon 4-6 Tropfen auf den Nacken auftragen und einmassieren. Eine warme Kompresse auflegen, wenn keine Entzündung vorliegt.	

So habe ich meine lähmenden Rückenschmerzen besiegt

Hier ist eine Geschichte einer von ihrem Leid erlösten Öle-Anwenderin: „Vor Kurzem hatte ich starke Rückenschmerzen. Ich war mir nicht sicher, was diese Schmerzen verursacht hatte, aber ich glaube, es war eine Muskelzerrung vom Heben meines sehr schweren Zweijährigen gewesen. Ich hatte gehofft, dass die Schmerzen innerhalb von vierundzwanzig Stunden nachlassen würden, aber aus vierundzwanzig wurden achtundvierzig Stunden und dann zweiundsiebzig.

Am dritten Tag wurden die Schmerzen so arg, dass ich nichts mehr heben konnte. Ich war weder imstande mich zu beugen noch zu drehen und hatte sogar Probleme gerade zu stehen. Ich rief meinen Arzt an, doch er war nicht sofort erreichbar. In meiner Verzweiflung griff ich nach den Ölen, um die Schmerzen zu behandeln.

Ich trug Zitronengrasöl auf die Schmerzstelle auf, und es fühlte sich viel besser an, aber der Schmerz verschwand nicht ganz. Beim nächsten Mal trug ich wieder das Zitronengrasöl auf und rieb zusätzlich noch Pfefferminzöl darauf. Zu meinem Erstaunen waren innerhalb weniger Minuten die Schmerzen vollständig verschwunden, und ich konnte mich normal bewegen. Die Schmerzen blieben bis zu zwölf Stunden lang aus.

Von diesem Erfolg ermutigt, beschloss ich, das Öl nun konsequent dreimal täglich aufzutragen, um die Schmerzen zu behandeln noch bevor sie auftraten. Dies beendete das Übel vollständig, und ich hatte seither keine Rückenschmerzen mehr.

Trotz Schmerzfreiheit entschied ich mich dafür, die Öle so lange aufzutragen, bis ich eine volle Woche der Anwendung erreicht hatte. Nach dem siebten Tag habe ich ganz aufgehört, die Öle aufzutragen. Das letzte Mal habe ich das Öl vor drei Monaten benutzt, und bis heute sind die Schmerzen nicht wiedergekehrt! Ich hatte KEINE SCHMERZEN mehr!"

Standardmischung bei Nervenfunktionsstörungen

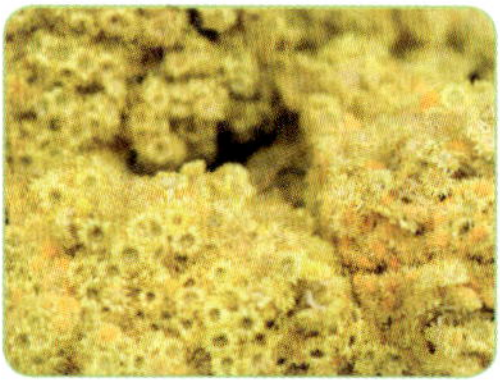

- 2 Tropfen Pfefferminze
- 10 Tropfen Wacholder
- 1 Tropfen Geranie
- 8 Tropfen Majoran
- 4 Tropfen Immortelle

Anwendung:

Äußerlich: 50:50 Verdünnung;

2-4 Tropfen auf die Schmerzstelle auftragen und sanft einmassieren.

Gelenke

Selbstvertrauen oder Unsicherheit – In Leichtigkeit oder Steifheit

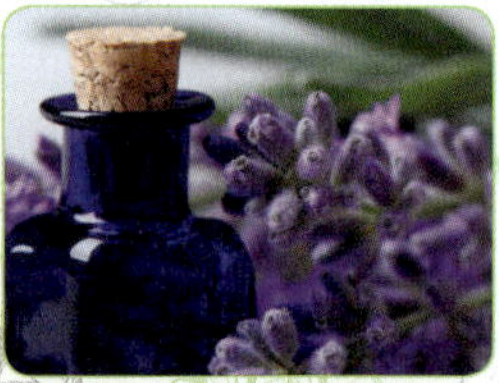

Gelenkschmerzmischung:

- 10 Tropfen Immortelle
- 2 Tropfen Rosmarin *CT 1,8 cineol*
- 5 Tropfen Majoran
- 5 Tropfen Lavendel

Anwendung:

Äußerlich: 50:50 Verdünnung; 3-6 Tropfen vor Ort einmassieren und so oft wie nötig wiederholen, um die Schmerzen zu kontrollieren.

Das Öl auf die entsprechenden Fußreflexzonen auftragen und einmassieren.

Das muskuläre System

Vertrauen und Loslassen *oder* Angst und Unsicherheit

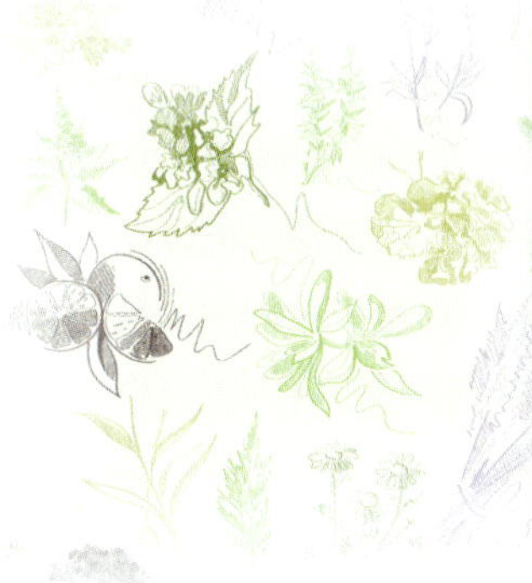

Ölmischung bei Muskelverletzung

- 12 Tropfen Weißtanne
- 10 Tropfen *Melaleuca alternifolia*
- 8 Tropfen Lavendel
- 6 Tropfen Majoran
- 3 Tropfen Schafgarbe
- 3 Tropfen Grüne Minze
- 2 Tropfen Pfefferminze

Anwendung:

Äußerlich: 50:50 verdünnen und von der Mischung 2-4 Tropfen mehrmals täglich in die entzündeten Muskeln reiben.

Bein, Knie, Fuß

Fortschritt *oder* Rückschritt

Plantarfasziitis und mein Palo Santo Öl

Regina erzählte ihre Geschichte: „Ich hatte Palo Santo gekauft, weil ich Plantarfasziitis – eine Entzündung der Sehnenplatte auf der Fußsohle – hatte. Der Arzt sprach davon, mir eine Steroidspritze in den Fuß zu geben. Die Schmerzen an der Ferse, besonders beim Auftreten, waren unerträglich, und ich hatte Probleme beim Gehen, obwohl ich erst zweiundvierzig Jahre alt bin. Es war richtig peinlich, die ganze Zeit so zu humpeln.

Ich begann, das Öl einmal pro Stunde auf meinen Fuß aufzutragen. Das half zwar, aber der Schmerz kam zurück. Nach etwa einer Woche musste ich das Öl nur noch einmal alle vier bis sechs Stunden auftragen, und schließlich verwendete ich das Öl nur mehr einmal morgens und einmal abends. Jetzt, nach sechs Wochen, benutze ich es nur noch gelegentlich und kann wieder normal geben, dank *Palo Santo*, dem *Heiligen Holz*!"

Eine Mischung bei Knieknorpelverletzung

- 9 Tropfen Zitronengras
- 10 Tropfen Majoran
- 12 Tropfen Ingwer

Anwendung:
Äußerlich: 50:50 verdünnen und 2-4 Tropfen auf die Schmerzstelle reiben.

Hallux valgus (Ballenzehe)

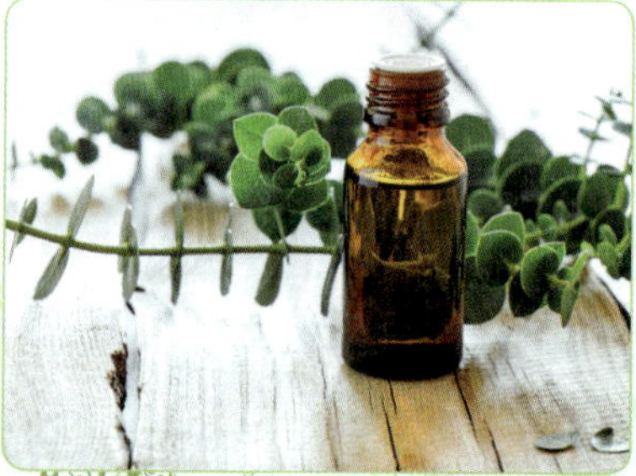

- 6 Tropfen Eucalyptus radiata
- 3 Tropfen Zitrone
- 4 Tropfen Wintergrün

Anwendung:
Äußerlich: Unverdünnt auftragen oder bei Bedarf 50:50 verdünnen; 2-4 Tropfen mehrmals täglich auf den Halux auftragen.

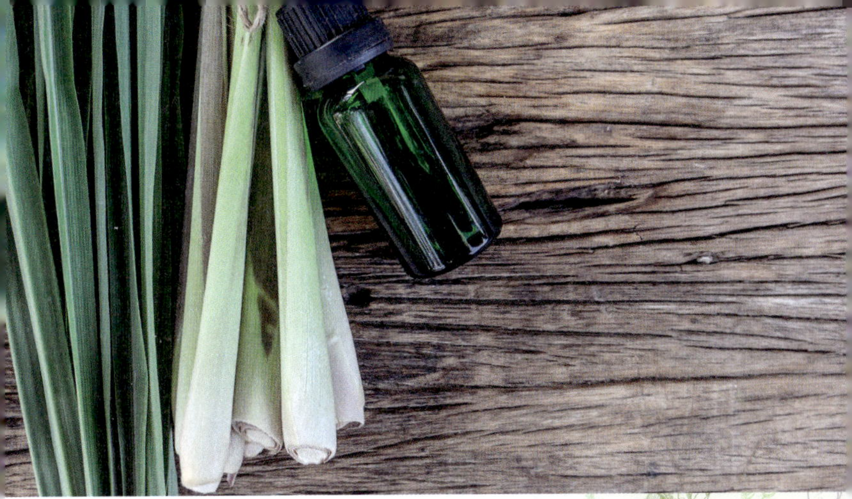

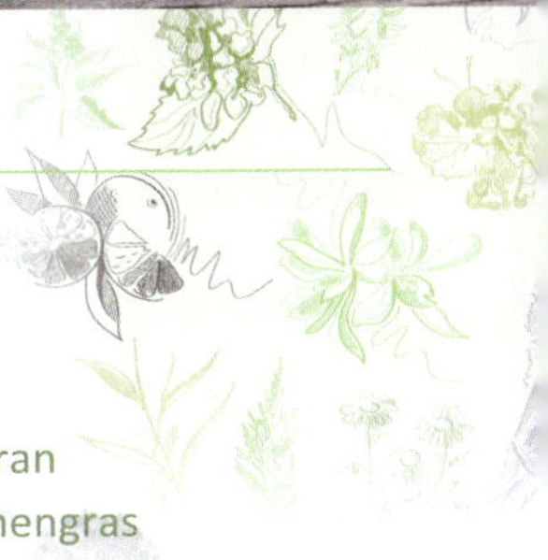

Friede und Harmonie *oder* Ruhelosigkeit

Karpaltunnel-Mischung

- 5 Tropfen Wintergrün
- 3 Tropfen Zypresse
- 1 Tropfen Pfefferminze
- 2 Tropfen Majoran
- 3 Tropfen Zitronengras

Anwendung:
Äußerlich: Unverdünnt oder 50:50 verdünnt verwenden; von dieser Mischung 2-4 Tropfen mehrmals täglich auf die Stelle reiben.

Knochenheilung

- 8 Tropfen Balsamtanne
- 6 Tropfen Immortelle
- 1 Tropfen Oregano

Anwendung:
Äußerlich: 50:50 mit Pflanzenöl vermischen und vorsichtig auf oder um die Stelle auftragen.

Das Herz-Kreislauf- und Immunsystem

Das kardiovaskuläre System – Das Herz

Im Zentrum des Lebens stehen *oder* in tiefer Einsamkeit leben

Brustschmerzen als Costochondritis diagnostiziert

Jakob erzählte: „Seit fünf Jahren litt ich unter sehr starken Brustschmerzen, und mehr als einmal dachte ich verängstigt, ich hätte einen Herzinfarkt! Die Ärzte hatten viele Tests gemacht und mir Nitroglycerin gegen die Schmerzen gegeben. Als es eines Tages wieder unerträglich wurde, brachte mich meine besorgte Frau Karin in die Notaufnahme. Trotz neuerlicher weitreichender Tests, die alle negativ zurückkamen, hatte ich dieses schmerzhafte, beklemmende Gefühl in der Brust. Auf einer Skala von 1 bis 10 lag das Schmerzniveau konstant bei etwa 8. Die Ärzte versuchten auf verschiedene Weise, die Schmerzen zu lindern, aber das Einzige, was wirklich half, war Morphium.

Bei meinem letzten Krankenhausaufenthalt wurde Costochondritis, das sind entzündliche Muskel-Skelett-Schmerzen, diagnostiziert. Nach neun Tagen Krankenhausaufenthalt wurde ich wieder mit Medikamenten entlassen, die nicht wirkten. Ich konnte nicht schlafen, und wir waren verzweifelt.

Da hörte Karin durch eine Freundin von einem speziellen Rezept, das helfen könnte, die Schmerzen zu lindern. Sie nannten das Mittel *Morphium-Bombe*. Zu unserem Erstaunen bestand es aus ätherischen Ölen in einer Kapsel!

- 5 Tropfen Weihrauch
- 5 Tropfen Copaiba
- 5 Tropfen Balsamtanne

Ich nahm eine Stunde lang alle fünfzehn Minuten eine Kapsel ein. Die Schmerzen ließen nach, und ich spürte innerhalb kurzer Zeit den ersten Hoffnungsschimmer auf Linderung aufkeimen. Meine Frau gab mir ein paar Stunden später eine weitere Kapsel. Der Schmerz nahm weiter auf ein Niveau von 1 bis 2 ab und blieb dort einige Tage, ohne sich zu verschlimmern.

Karin gab mir am nächsten Tag zwei weitere Kapseln im Abstand von etwa vier bis sechs Stunden. Nach nur zwei Tagen Einnahme pendelte sich der Schmerz auf dem niedrigen Niveau von etwa 1,5 konstant ein, bis der Schmerz schließlich ganz ausblieb. „Bombe" ist ein angemessener Name für dieses Wundermittel, weil diese Ölmischung die Schmerzen verringerte, ohne dass irgendwelche gefährlichen Chemikalien in meinen Körper gelangten. Seither bin ich schmerzfrei."

Das Lymphsystem

Im Bewusstsein deiner Göttlichkeit *oder* in Verschlossenheit leben

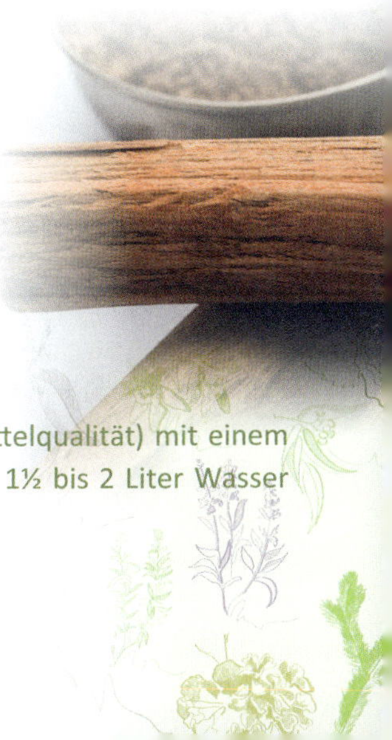

Lymphatische Reinigung:

- 4 Tropfen Sandelholz
- 3 Tropfen Zypresse
- 4 Tropfen Orange
- 2 Tropfen Grapefruit

Anwendung:

Innerlich: Man mischt die Öle (Nahrungsmittelqualität) mit einem Esslöffel Ahorn- oder Agavensirup, füllt mit 1½ bis 2 Liter Wasser auf und trinkt davon täglich.

Das Immunsystem

Deine Wahrheit leben *oder* in Gefangenschaft dahinfristen

Eine Ölmischung für das Immunsystem

- 30 Tropfen Bergbohnenkraut
- 20 Tropfen Thymian
- 20 Tropfen Zitrone
- 20 Tropfen Ravensara
- 5 Tropfen Oregano
- 5 Tropfen Kümmel
- 5 Tropfen Rainfarn

Anwendung:

Inhalation aus dem Fläschchen oder mittels eines Aroma-Diffusers.

Das Hormonsystem und die Emotionen

Hormone

Der Adler *oder* nur ein Spatz?

Hormonausgleich

- 5 Tropfen Bergamotte
- 10 Tropfen Fenchel

Anwendung:

Äußerlich: Verdünnt oder unverdünnt, je nach Empfindlichkeit; täglich 2-3 Tropfen auf Handgelenke und die Innenseite des Unterarms reiben.

Die Fortpflanzungsorgane

Kreativität und Schöpferkraft *oder* Selbstzweifel und Ängste

Regelbeschwerden: (Exzessives Bluten)

- 10 Tropfen Geranie
- 10 Tropfen Immortelle
- 5 Tropfen Zistrose

Anwendung:

Äußerlich: 50:50 verdünnen; 4-6 Tropfen täglich ein- oder mehrmals auf Stirn, Haupt, Fußsohlen, unteren Rücken- und Bauchbereich massieren.

Die Schilddrüse

Strahlende Sonnenkraft *oder* Unterwürfigkeit

Mischung zum Hormonausgleich

- 5 Tropfen Bergamotte
- 5 Tropfen Geranie

Anwendung:

Äußerlich: 50:50 verdünnen; 4-5 Tropfen auf Stirn, Haupt, Fußsohlen, unteren Bauch- und Rückenbereich auftragen; auf die Reproduktionspunkte der Füße geben; warme Kompresse.

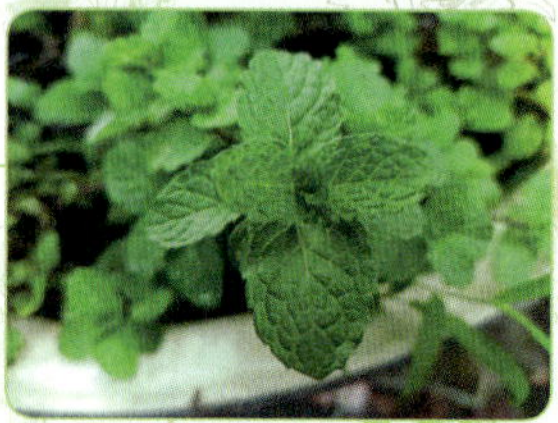

Die Emotionen

Innere Überzeugungskraft *oder* Minderwertigkeit und Trauer

Eine Schmerzmischung bei Traumata

- 12 Tropfen Douglasie
- 10 Tropfen *Melaleuca alternifolia* (Teebaum)
- 8 Tropfen Lavendel
- 6 Tropfen Majoran
- 3 Tropfen Grüne Minze
- 2 Tropfen Pfefferminze

Anwendung:

Äußerlich: 50:50 Verdünnung; 2-4 Tropfen mehrmals täglich auf das Herz auftragen. Man massiert auch um den Haaransatz und trägt das Öl auf die Zehenspitzen auf. Eine warme Kompresse nach Bedarf auflegen.

Das Fazit:

Es gibt eine lange Litanei von Schmerzen, und ätherische Öle können unendlich viele Geschichten erzählen.

Sei dir bewusst, dass wir nicht unbedingt Schmerzen brauchen, um uns weiterentwickeln zu können. Schmerzen fügen wir uns oft unbewusst oder bewusst selbst zu. Schmerz ist ein Schrei des Körpers, ein Warnsignal, um eine Veränderung herbeizuführen. Ätherische Öle leihen dabei eine willige Hand.

Auf in eine neue Zukunft!

Die Welt ist schmerzgebeugt. So weit das Auge reicht gibt es Menschen, die ein schweres Los tragen. Und dann heißt es noch, es sei selbst verschuldet. Solange wir nicht das Steuerrad unseres Lebens in unseren eigenen Händen halten und auf stürmischer See in Selbstverantwortung und Selbstbestimmung als Wissende – gemäß der kosmischen Ordnung – segeln, so lange leben wir blind und angepasst nach dem Diktat anderer. Profitorientiere Großkonzerne bestimmen unseren Alltag und unser Essverhalten und mischen Suchtgifte in unsere Nahrung, Medizin und Umwelt, um unseren Blick auf die Wahrheit zu vernebeln und uns so lange wie möglich in Abhängigkeit und Unwissenheit zu halten.

Warum werden diese einfachen Gesetzmäßigkeiten für *Gesundheit und Lebensfreude bis ins hohe Alter* nicht an Schulen und Universitäten gelehrt? Warum pfeifen es nicht bereits die Spatzen von den Dächern? Wer hat ein Interesse daran, uns in Unwissenheit und Schmerzen zu halten? Warum haben wir unsere Selbstverantwortung an Institute und andere Menschen abgegeben, in der Meinung, sie wüssten mehr und könnten besser für uns sorgen als wir selbst? Wo sind die Zeiten geblieben, als der Mensch für seine Heilung noch in die Schatzkammer der Natur blickte und Heilung in Kräutern, Blüten und Blättern fand, um das „*Öl der Liebe*", das in der Natur für uns verborgen wartet, in die Wunden der Menschheit zu träufeln – eine Natur, die körperliche, emotionale und mentale Schmerzen zu heilen vermag?

Die Natur hält die Antwort auf jedes körperliche Problem bereit, denn der Mensch und die Natur sind aus demselben göttlichen Stoff gewoben. Kein Labor vermag die Kraft der Schöpfung nachzuahmen. Es fehlt ihm an Schöpferkraft und Weisheit.

Nehmen wir doch das Leben wieder in unsere eigene Hand. Lernen wir, mit den Naturgesetzen zu leben – wie ein Wellenreiter sich durch die Höhen und Täler der aufschäumenden und niederfallenden Wogen tragen lässt und Freude daran hat. Wir können immer ein bisschen mehr lernen, ein wenig tiefer blicken, die Schleier der Unwissenheit beiseiteschieben und mehr Glück und Freude in unser Leben bringen – mit oder ohne Schmerzen. Oft sind Schmerzen wie Warnschilder auf einer einsamen Landstraße unseres Daseins aufgestellt, um uns in die richtige Richtung zu lenken. Gewöhnlich sind es gerade die Schmerzen und Tiefen unseres Lebensweges, die unser Herz weich und empfänglich für das Wunder des Lebens machen.

Es ist Liebe, und Liebe allein, die alle Schmerzen heilt.
Schmerzen können uns lehren, diese Liebe zu erkennen.

Viele Menschen gehen an dieser *Liebe* achtlos vorbei oder weisen sie brüsk zurück. Haben wir einmal diese Lektion der Liebe gelernt (und alles, was uns widerfährt, ist eine Lektion der Liebe), dann besitzen wir unschätzbare Juwelen der Weisheit. Darum: Lerne so viel du kannst! Lasse dich beraten, aber entscheide selbst. Du, *unendlicher, ewiger Geist*, bist der Herr über deinen Körper, deine Gefühle und Gedanken! Nehmen wir diese Aufgabe zurück, die wir für zu lange an andere abgegeben haben. Schmerzen sind nur temporärer Natur. Sie begleiten uns so lange, bis wir (endlich) daraus gelernt haben.

Liebe und Lachen sind die beste Medizin! Lägen wir auch heute in Schmerzen und Krankheit danieder, so ist das *Geschenk der Liebe* unser größter Gewinn daraus – ein Geschenk, das wir von unseren Lieben erhalten, die sich um uns sorgen, mit uns kämpfen und bangen. Aber es ist auch das Geschenk der Schöpfung mit ihren kraftvollen Schätzen, die eine liebende Macht in die Natur gelegt hat, für den Tag und die Stunde, wo wir Hilfe brauchen. Sie wollen uns ein Stück weit höher führen in das Licht, von dem wir einst ausgegangen sind und zu dem wir wieder zurückkehren wollen – in die Erinnerung eines Lebens, das ohne Schmerzen war. In den Armen der *Liebe* sind wir auf ewig geborgen und können uns von unseren Schmerzen erholen und versuchen, es das nächste Mal besser zu machen. Eines Tages werden wir den Sinn und Zweck von Schmerzen verstehen und mit den Gezeiten des Lebens fließen, statt dagegen anzukämpfen. So können wir lernen, Schmerzen möglichst zu vermeiden.

Auf in eine neue Zukunft!
Von Herzen
Deine Maria

Ein Gesundheitszustand, unter dem wir leiden, ist tatsächlich ein Werkzeug, um unser Bewusstsein ein Stück weit anzuheben.

Harold Klemp, Die Sprache der Seele

Anerkennung, Würdigung, Danksagung

Besonderer Dank gilt dem unermüdlichen Forscher und Pionier der modernen Aromatherapie, D. Gary Young, ND, dessen Lebenswerk dem Wohl der Menschheit gewidmet war. Aus seinem Buch *Essential Oils Integrative Medical Guide, Building Immunity, Increasing Longevity, and Enhancing Mental Performance with Therapeutic-Grade Essential Oils* stammen die Ölevorschläge und Rezepte in diesem Praxis-Ratgeber.

• • •

Und mein besonderer Dank gilt natürlich DIR. Du hast dir die kostbare Zeit genommen, um den Anregungen auf diesen Seiten dein Herz zu schenken. Probiere sie aus. Es genügt schon, kleine Veränderungen vorzunehmen, um große Erfolge im eigenen Leben zu erzielen. Die treuen Wächter der Menschheit, ätherische Öle aus der Schatzkammer der Natur, sind ein Geschenk der Liebe an dich. Sie stehen dir allzeit zur Seite.

• • •

Dankbarkeit ist das Gedächtnis des Herzens.

Jean-Baptiste Massillon

Anhang

Richtlinien zur sicheren Anwendung ätherischer Öle

Ätherische Öle und die Haut

Bei der Verwendung ätherischer Öle sollte immer eine Flasche mit reinem Pflanzenöl griffbereit sein. Bei Hautirritationen können somit sofort die ätherischen Öle mit Pflanzenöl verdünnt und gemildert werden. Im Notfall verwendet man Speiseöl aus der Küche.

Es genügen ein bis zwei Tropfen eines ätherischen Öls für eine Anwendung. Je mehr es verdünnt wird, desto milder und für die empfindliche Haut verträglicher ist es. Man vermeidet das direkte Auftragen sogenannter ‘heißer’ Öle wie Oregano, Zimt und Nelke auf die Haut oder verdünnt diese Öle besonders stark.

Richtlinien zur Verdünnung ätherischer Öle für Babys, Kinder und empfindliche Personen			
Milliliter		Esslöffel	
0,5%	3 Tropfen ÄÖ per 30 ml Pflanzenöl	0,5%	1 ½ Tropfen ÄÖ per EL Pflanzenöl
1%	6 Tropfen ÄÖ per 30 ml Pflanzenöl	1%	3 Tropfen ÄÖ per EL Pflanzenöl

Wie bekommt man einen halben Tropfen ätherisches Öl? Man steckt einen Zahnstocher in das Ölfläschchen und rührt ihn in das reine Pflanzenöl oder in Speisen ein.

Augen und Ohren schützen

Man vermeidet den Kontakt mit Augen oder empfindlichen Hautstellen. Wenn ein ätherisches Öl in die Augen gelangt, sollte es nicht mit Wasser, sondern mit reinem Pflanzenöl behandelt werden. Ätherische Öle werden nicht direkt in den Ohrkanal gegeben.

Auf Allergieanfälligkeit testen

Bei Neigung zu allergischen Reaktionen sollte man immer zuerst eine geringe Menge eines ätherischen Öls an der Innenseite des Unterarmes oder in der Armbeuge austesten, bevor die Öle auf andere Körperstellen großflächig aufgetragen werden.

Die sicherste Anwendung: Fußsohlen

Die Fußsohlen sind eine der sichersten und effektivsten Körperstellen, an denen Öle aufgetragen werden können. Wenn man nicht weiß, wo ein ätherisches Öl angewandt werden soll, dann bieten sich immer die Fußsohlen an. Das Öl, auf die Fußsohlen aufgetragen, geht direkt über die Blutbahn zu der Stelle im Körper, wo es gebraucht wird.

Direkte Sonnenbestrahlung und Zitrusöle

Zitrone, Bergamotte, Limette und andere Zitrusöle können eine Hautreaktion oder Pigmentierung hervorrufen, wenn die Haut nach dem Auftragen dieser ätherischen Öle dem Sonnenlicht oder UV-Bestrahlung ausgesetzt wird. Daher sollte man die Haut mindestens 24 Stunden lang nach dem Auftragen eines Zitrusöls vor direkter Bestrahlung schützen. Um Zitrusöle dennoch zu nutzen, könnte man sie auf die Fußsohlen auftragen.

Photosensitive ätherische Öle:		
Angelika	Bergamotte	Bitterorange
Grapefruit	Limette	Zitrone
Petitgrain	Raute	Kümmel

Kinder und ätherische Öle

Man bewahrt ätherische Öle außerhalb der Reichweite von Kindern auf. Obwohl und weil Kinder ätherische Öle lieben, sollten wir bei der Anwendung besondere Aufmerksamkeit walten lassen. Für Kinder sollten ätherische Öle immer mit reinem Pflanzenöl stark verdünnt werden. Öle, die einen hohen Mentholgehalt aufweisen, wie etwa Pfefferminze, dürfen bei Kindern unter sieben Jahren nicht im Halsbereich angewendet werden, damit es nicht zu Atemnot kommt. Besonders milde Öle für Kinder sind Teebaum und Elemi. Mandarine ist ein Öl, das Kinder absolut lieben.

In der Schwangerschaft

Frauen, die ätherische Öle gerade erst kennenlernen, sollten während der Schwangerschaft keine Experimente mit ätherischen Ölen machen. **Ätherische Öle wirken mitunter stark reinigend, eine Eigenschaft, die man während einer Schwangerschaft nicht unbedingt wünscht.** Außerdem besitzen sie eine hormonähnliche Wirkung, unter anderem Muskatellersalbei, Salbei, Rainfarn, Wacholder und Fenchel.

In der Schwangerschaft sollte man prinzipiell immer vor der Anwendung ätherischer Öle mit dem behandelnden Arzt sprechen.

Körperliche Beschwerden

Bei Krampfanfällen, Epilepsie und hohem Blutdruck sollte man vor der Anwendung ätherischer Öle immer mit dem behandelnden Arzt sprechen. **Ysop, Fenchel, Rainfarn** oder **Salbei** sollten dann **nicht** verwendet werden. Wenn Medikamente eingenommen werden, sollte die Anwendung ätherischer Öle immer mit dem Arzt abgeklärt werden, denn Öle können Medikamente potenzieren.

Ein Emulgator für ätherische Öle

Ätherische Öle sollten nicht unverdünnt direkt ins Badewasser gegeben, sondern immer vorher mit einem natürlichen Badegel, mit Salz, Honig oder Sahne zum Emulgieren vermischt und so verwendet werden. Dabei setzt man das ätherische Öl erst kurz vor dem Baden dem Badewasser zu, damit durch die Wärme das ätherische Öl seine volle Wirkung entfalten kann und nicht vorzeitig verdampft. Das Emulgieren ist deshalb notwendig, weil sich die ätherischen Öle mit Wasser nicht verbinden und deshalb an der Oberfläche schwimmen.

Ätherische Öle und unsere Haustiere

Mensch, Tier und Pflanze sind „aus demselben Stoff" gemacht. Daher profitieren auch Haustiere von ätherischen Ölen. Weil Tiere einen viel ausgeprägteren Geruchssinn haben, müssen ätherische Öle je nach Größe des Tieres extrem stark verdünnt werden. Synthetisches Teebaumöl kann für

Katzen tödlich sein. Daher achte man unbedingt auf die Qualität der verwendeten Öle.

Aufbewahrung ätherischer Öle

Die Öle werden immer fest verschlossen und lichtgeschützt in dunklen Glasfläschchen bei Zimmertemperatur aufbewahrt.

So können ätherische Öle ihre Kraft über viele Jahre bewahren. Wurde ein Ölfläschchen einmal im heißen Auto vergessen, sollte es nicht geöffnet werden. Die kostbaren Lebensessenzen würden sich dadurch verflüchtigen. Man lässt es vor dem Öffnen auf Raumtemperatur abkühlen.

Während dampfdestillierte Öle nahezu unbegrenzt haltbar sind, haben Ölmischungen mit einem Pflanzenölanteil eine kürzere Lebensdauer, obwohl die ätherischen Öle die Lebensdauer des Pflanzenöls stark verlängern. Kalt-gepresste Zitrusöle sind nach dem Öffnen des Fläschchens etwa ein Jahr lang haltbar und werden dann ranzig.

Wichtig ist die Qualität ätherischer Öle

ACHTUNG: Es gibt viele ätherische Öle am Markt. Manche sind gesundheitsschädigend, weil sie mit synthetischen Zusätzen verfälscht oder gar 100% synthetisch hergestellt werden. Manche sind wohlmeinend destilliert, man operiert aber ohne den wissenschaftlichen Hintergrund und die notwendigen Analysen, die chemische Rückstände im fertigen Öl aufdecken würden. Daher sind diese ätherischen Öle für den bewussten Öle-Anwender wertlos. Suche nach ätherischen Ölen, die **nach dem höchsten Standard** hergestellt und die „**Natur pur**“ sind! Im Zweifelsfall frage nach.

Über die Autorin

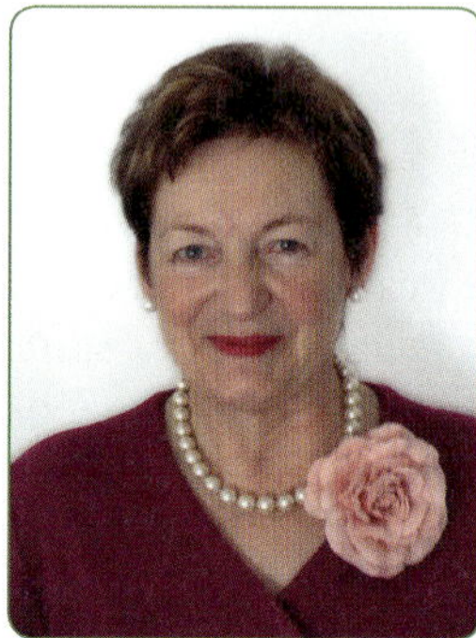

Maria L. Schasteen ist ärztlich geprüfte Aromapraktikerin, Gründerin der Firma *Secrets of Nature* und Autorin der Bestseller Trilogie *Duftmedizin* und weiterer Bücher und Publikationen. Sie schaut auf eine über fünfundzwanzigjährige Erfahrung mit ätherischen Ölen zurück und bringt auf ihrer Autorenseite inspirierende Beiträge zum Thema Aromatherapie. Die duftenden Essenzen zum Wohle der Menschen einzusetzen und dabei die Natur schonend und nachhaltig einzubeziehen, ist ihr ein besonderes Anliegen.
Kontakt: **www.mariaschasteen.com**

Ressourcen

Ich habe eine großartige Liste von Ressourcen, die dir helfen werden, mehr über eine Vielzahl von Themen zu erfahren, die in diesem Buch behandelt werden. Da ich jedoch ständig hilfreiche neue Informationen und Erkenntnisse finde, war es sinnvoll, diese Liste online zu stellen, wo ich sie regelmäßig aktualisieren kann. Besuche die Webseite jederzeit unter: https://www.secretsofnature.org und www.secretsofnature.org/bezugsquellen

Wissenschaftliche Studien:

Umfassende wissenschaftliche Studien zur Anwendung von ätherischen Ölen bei Schmerzen
https://www.pubmed.org

Anmerkungen

1 www.gesundheitszentrale.eu/wiki/endocannabinoidsystem
2 Essential Oils Integrative Medical Guide, D. Gary Young, ND
3 Valet, Jean, Robert Tisserand, Hrsg. The Practice of Aromatherapy, Healing Arts Press, Rochester, VT, 1990.
4 Maria Schasteen, Duftmedizin der Liebe – Die 33 „Seelenöle“ auf dem Weg zum Glück
5 Christiane Beerlandt, Der Schlüssel zur Selbstbefreiung, Enzyklopädie der Psychosomatik
6 Dr. Fereydoon Badmanghelidj: Wasser, die gesunde Lösung
7 Bezugsquellen: www.secretsofnature.org/bezugsquellen
8 www.secretsofnature.org/zellregeneration/
9 Das Dr. Alfen Zentrum: www.dr-alfen.de (derzeitige Standorte Würzburg und Wien)
10 Die physikalische Gefäßtherapie: www.secretsofnature.org/lifestyle/bemer/
11 Frequenz Generator: www.secretsofnature.org/lifestyle/healy-frequenz/
12 Rückenübungen: Youtube Channel: Milton Chiropractic Clinic Cambridge
13 Quelle: www.medizin-kompakt.de/schmerzleitung

Weitere Bücher von Maria L. Schasteen

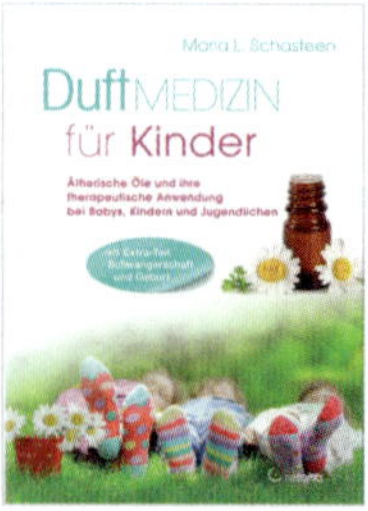

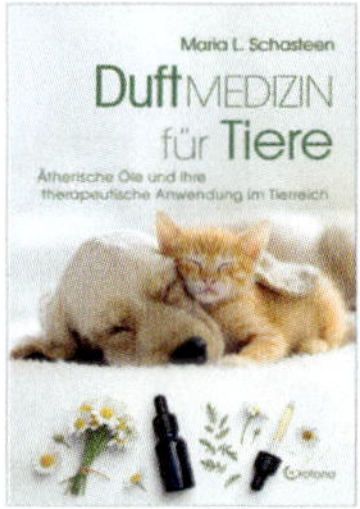

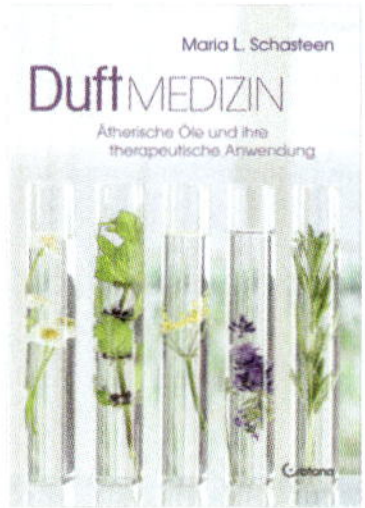

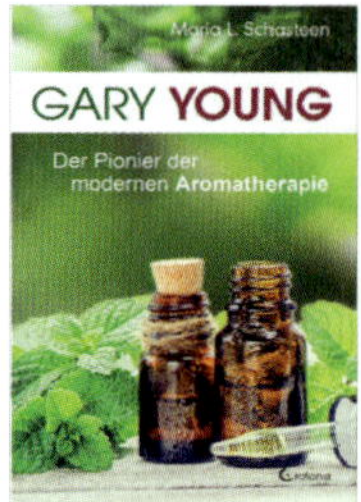

Duftmedizin für Kinder
Ätherische Öle und ihre therapeutische Anwendung bei Babys, Kindern und Jugendlichen
Flexibroschur, ISBN 978-3-86191-085-5

Duftmedizin für Tiere
Ätherische Öle und ihre Anwendung im Tierreich
Flexibroschur, ISBN 978-3-86191-079-4

Duftmedizin
Flexibroschur, ISBN 978-3-86191-074-9

Gary Young
Der Pionier der modernen Aromatherapie
Broschur, ISBN 978-3-86191-109-8

Weihrauch
Das älteste Heilmittel der Welt
Broschur, ISBN 978-3-86191-107-4

Duftmedizin – Das Praxisbuch
Krankheiten von A bis Z
Flexibroschur, ISBN 978-3-86191-259-0

Duftmedizin und Traditionelles Feng Shui
Flexibroschur, ISBN 978-3-86191-121-0

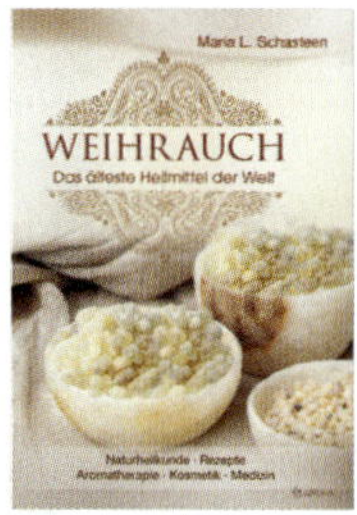

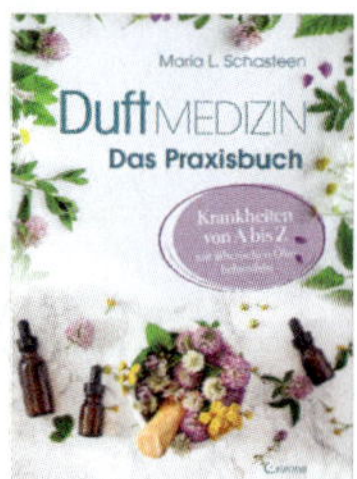

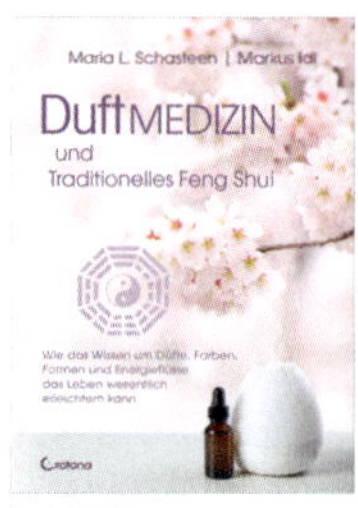